Kohlhammer

Der Autor:
Friedhelm Henke aus Anröchte-Berge, Jahrgang 1967,
ist Gesundheits- und Krankenpfleger, Lehrer für Pflegeberufe,
Fachbuchautor und als Dozent in der Aus-, Fort- und Weiterbildung tätig.

E-Mail: Friedhelm.Henke@gmx.de
Internet: www.friedhelmhenke.de

Weitere Veröffentlichungen von Friedhelm Henke im Verlag W. Kohlhammer:

Friedhelm Henke (2013): Arbeitsbuch für die zusätzliche Betreuungskraft. Qualifizierung der Demenz-, Alltags- und Seniorenbegleitung gemäß § 87b Abs. 3 SGB XI, ISBN 978-3-17-022176-5

Friedhelm Henke (2013): Formulierungshilfen zur Pflegeplanung. Zentrale Pflegedoukmentation nach ATL/A(B)EDL mit Hinweisen aus den Expertenstandards und den MDK-Richtlinien, 7., überarb. und erw. Auflage, ISBN 978-3-17-023288-4

Friedhelm Henke (2012): Gute MDK-Prüfungsnoten für die ambulante und stationäre Pflege. Transparenzkriterien kennen und erfüllen, ISBN 978-3-17-022175-8

Friedhelm Henke (2012): Nachweisheft der praktischen Ausbildung für die Gesundheits- und Krankenpflege. Kompetenz- und Themenbereichsorientierung gemäß KrPflAPrV, 3., überarbeitete und erweiterte Auflage, ISBN 978-3-17-022139-0

Friedhelm Henke; Christian Horstmann (2012): Pflegeplanung exakt formuliert und korrigiert. Praktische Arbeitshilfen für Lehrende und Lernende, 3., überarbeitete und erweiterte Auflage, ISBN 978-3-17-022409-4

Friedhelm Henke (2011): Lernfelder der Altenpflege. Fallorientiertes Wissen in Frage und Antwort, 2., überarb. und erw. Auflage, ISBN 978-3-17-021740-9

Friedhelm Henke; Christian Horstmann (2008): Pflegekniffe von A–Z. Pflegefehler erfolgreich vermeiden, ISBN 978-3-17-020048-7

Friedhelm Henke (2006): Pflegeplanung nach dem Pflegeprozess. individuell – prägnant – praktikabel, 3., überarb. und erw. Auflage, ISBN 978-3-17-019315-4

Friedhelm Henke (2006): Fixierungen in der Pflege. Rechtliche Aspekte und praktischer Umgang mit Fixiergurten, ISBN 978-3-17-018771-9

Friedhelm Henke (2005): Erste Hilfe. Lebensrettende Sofortmaßnahmen. ISBN 978-3-17-017884-7

Friedhelm Henke

Ausbildungsplan und Nachweisheft für die praktische Altenpflegeausbildung

Kompetenz- und Lernfeldorientierung
gemäß AltPflAPrV

4., überarbeitete und erweiterte Auflage

Verlag W. Kohlhammer

In Erinnerung an Stefan Rosendahl

Dieses Werk einschließlich aller seiner Teile ist urheberrechtlich geschützt. Jede Verwendung außerhalb der engen Grenzen des Urheberrechts ist ohne Zustimmung des Verlags unzulässig und strafbar. Das gilt insbesondere für Vervielfältigungen, Übersetzungen, Mikroverfilmungen und für die Einspeicherung und Verarbeitung in elektronischen Systemen.
Die Wiedergabe von Warenbezeichnungen, Handelsnamen oder sonstigen Kennzeichen in diesem Buch berechtigt nicht zu der Annahme, dass diese von jedermann frei benutzt werden dürfen. Vielmehr kann es sich auch dann um eingetragene Warenzeichen oder sonstige gesetzlich geschützte Kennzeichen handeln, wenn sie nicht eigens als solche gekennzeichnet sind.

4., überarbeitete und erweiterte Auflage 2015

Alle Rechte vorbehalten
© W. Kohlhammer GmbH, Stuttgart
Gesamtherstellung: W. Kohlhammer GmbH, Stuttgart

Print:
ISBN 978-3-17-026844-9

E-Book-Formate:
pdf: ISBN 978-3-17-026845-6
epub: ISBN 978-3-17-026846-3
mobi: ISBN 978-3-17-026847-0

Für den Inhalt abgedruckter oder verlinkter Websites ist ausschließlich der jeweilige Betreiber verantwortlich. Die W. Kohlhammer GmbH hat keinen Einfluss auf die verknüpften Seiten und übernimmt hierfür keinerlei Haftung.

Bitte
ein Foto
einkleben.

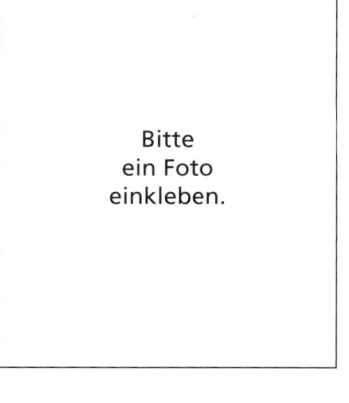

Auszubildende/r:

_____
Name, Vorname

_____

_____
Anschrift

_____
Telefonnummer

_____
E-Mail-Adresse

Altenpflegeschule:

_____
Praxisbegleiter/-innen

_____

_____
Anschrift der Schule

_____
Telefonnummer

_____
E-Mail-Adresse

Die/der Auszubildende ist für die regelmäßige Dokumentation der praktischen Ausbildungsinhalte verantwortlich. Bei jeder Reflexion der praktischen Ausbildung hat der/die Auszubildende dieses Nachweisheft der Praxisanleitung bzw. -begleitung unaufgefordert vorzulegen.

Praxisanleiter/-innen

1. Praktische Ausbildungsphase vom: _____ bis: _____	_____ Name, Vorname _____ Telefon, E-Mail	Handzeichen: _____
2. Praktische Ausbildungsphase vom: _____ bis: _____	_____ Name, Vorname _____ Telefon, E-Mail	Handzeichen: _____
3. Praktische Ausbildungsphase vom: _____ bis: _____	_____ Name, Vorname _____ Telefon, E-Mail	Handzeichen: _____
4. Praktische Ausbildungsphase vom: _____ bis: _____	_____ Name, Vorname _____ Telefon, E-Mail	Handzeichen: _____
5. Praktische Ausbildungsphase vom: _____ bis: _____	_____ Name, Vorname _____ Telefon, E-Mail	Handzeichen: _____
6. Praktische Ausbildungsphase vom: _____ bis: _____	_____ Name, Vorname _____ Telefon, E-Mail	Handzeichen: _____
7. Praktische Ausbildungsphase vom: _____ bis: _____	_____ Name, Vorname _____ Telefon, E-Mail	Handzeichen: _____
8. Praktische Ausbildungsphase vom: _____ bis: _____	_____ Name, Vorname _____ Telefon, E-Mail	Handzeichen: _____

Praxisanleiter/-innen

9. Praktische Ausbildungsphase vom: _____ bis: _____	_____ Name, Vorname _____ Telefon, E-Mail	Handzeichen: _____
10. Praktische Ausbildungsphase vom: _____ bis: _____	_____ Name, Vorname _____ Telefon, E-Mail	Handzeichen: _____
11. Praktische Ausbildungsphase vom: _____ bis: _____	_____ Name, Vorname _____ Telefon, E-Mail	Handzeichen: _____
12. Praktische Ausbildungsphase vom: _____ bis: _____	_____ Name, Vorname _____ Telefon, E-Mail	Handzeichen: _____
13. Praktische Ausbildungsphase vom: _____ bis: _____	_____ Name, Vorname _____ Telefon, E-Mail	Handzeichen: _____
14. Praktische Ausbildungsphase vom: _____ bis: _____	_____ Name, Vorname _____ Telefon, E-Mail	Handzeichen: _____
15. Praktische Ausbildungsphase vom: _____ bis: _____	_____ Name, Vorname _____ Telefon, E-Mail	Handzeichen: _____
16. Praktische Ausbildungsphase vom: _____ bis: _____	_____ Name, Vorname _____ Telefon, E-Mail	Handzeichen: _____

Inhalt

1	Nachweis der praktischen Ausbildungsphasen	11
2	Erfordernis des Nachweisheftes	15
3	Benutzerhinweise für die/den Auszubildende/n	17
4	Benutzerhinweise für die anleitende Pflegekraft	19
5	Objektive und konstruktive Beurteilung	21
6	Gesetzliche Bestimmungen	22
7	Praktische Ausbildung in der Altenpflegehilfe	27
8	Tätigkeitskatalog	28
9	Einarbeitungsplan und Einarbeitungsnachweis	42
10	Nachweis der Vor-, Zwischen- und Auswertungsgespräche	45
11	Ausbildungsbericht	49
12	Einschätzung der pflegerischen Handlungskompetenz	53
13	Praxisaufgaben	70
14	Beurteilungen einzelner Praxismodule	71
15	Protokollierung	89
15.1	Protokoll der praktischen Tätigkeit	89
15.2	Protokoll (allgemeiner Vordruck)	91
16	Anwesenheitsnachweis und Zulagenberechnung	93
17	Formulare zur praktischen Prüfung	95
18	Ausbildungsplan	121
19	Jahresplanung (nach Kalenderwochen)	130

1   Nachweis der praktischen Ausbildungsphasen

von _____
    Name der/des Auszubildenden

---

1. Praktische Ausbildungsphase vom _____ bis _____

_____   _____   _____
Ort, Datum   Stempel und Unterschrift Praxiseinrichtung   Praxisbegleiter/-in (Schule)

---

2. Praktische Ausbildungsphase vom _____ bis _____

_____   _____   _____
Ort, Datum   Stempel und Unterschrift Praxiseinrichtung   Praxisbegleiter/-in (Schule)

---

3. Praktische Ausbildungsphase vom _____ bis _____

_____   _____   _____
Ort, Datum   Stempel und Unterschrift Praxiseinrichtung   Praxisbegleiter/-in (Schule)

---

4. Praktische Ausbildungsphase vom _____ bis _____

_____   _____   _____
Ort, Datum   Stempel und Unterschrift Praxiseinrichtung   Praxisbegleiter/-in (Schule)

Nachweis der praktischen Ausbildungsphasen

von _____
   Name der/des Auszubildenden

---

5. Praktische Ausbildungsphase vom _____ bis _____

_____   _____   _____
Ort, Datum   Stempel und Unterschrift Praxiseinrichtung   Praxisbegleiter/-in (Schule)

---

6. Praktische Ausbildungsphase vom _____ bis _____

_____   _____   _____
Ort, Datum   Stempel und Unterschrift Praxiseinrichtung   Praxisbegleiter/-in (Schule)

---

7. Praktische Ausbildungsphase vom _____ bis _____

_____   _____   _____
Ort, Datum   Stempel und Unterschrift Praxiseinrichtung   Praxisbegleiter/-in (Schule)

---

8. Praktische Ausbildungsphase vom _____ bis _____

_____   _____   _____
Ort, Datum   Stempel und Unterschrift Praxiseinrichtung   Praxisbegleiter/-in (Schule)

Nachweis der praktischen Ausbildungsphasen

von _____
Name der/des Auszubildenden

---

9. Praktische Ausbildungsphase vom _____ bis _____

_____ _____ _____
Ort, Datum   Stempel und Unterschrift Praxiseinrichtung   Praxisbegleiter/-in (Schule)

---

10. Praktische Ausbildungsphase vom _____ bis _____

_____ _____ _____
Ort, Datum   Stempel und Unterschrift Praxiseinrichtung   Praxisbegleiter/-in (Schule)

---

11. Praktische Ausbildungsphase vom _____ bis _____

_____ _____ _____
Ort, Datum   Stempel und Unterschrift Praxiseinrichtung   Praxisbegleiter/-in (Schule)

---

12. Praktische Ausbildungsphase vom _____ bis _____

_____ _____ _____
Ort, Datum   Stempel und Unterschrift Praxiseinrichtung   Praxisbegleiter/-in (Schule)

Nachweis der praktischen Ausbildungsphasen

von _____
    Name der/des Auszubildenden

---

13. Praktische Ausbildungsphase vom _____ bis _____

_____   _____   _____
Ort, Datum   Stempel und Unterschrift Praxiseinrichtung   Praxisbegleiter/-in (Schule)

---

14. Praktische Ausbildungsphase vom _____ bis _____

_____   _____   _____
Ort, Datum   Stempel und Unterschrift Praxiseinrichtung   Praxisbegleiter/-in (Schule)

---

15. Praktische Ausbildungsphase vom _____ bis _____

_____   _____   _____
Ort, Datum   Stempel und Unterschrift Praxiseinrichtung   Praxisbegleiter/-in (Schule)

---

16. Praktische Ausbildungsphase vom _____ bis _____

_____   _____   _____
Ort, Datum   Stempel und Unterschrift Praxiseinrichtung   Praxisbegleiter/-in (Schule)

2 Erfordernis des Nachweisheftes

Diese Zusammenstellung aus Ausbildungsplan und Nachweisheft beinhaltet die rechtlich erforderliche Dokumentation der praktischen Altenpflegeausbildung und dient insbesondere der wünschenswerten Verzahnung von theoretischen und praktischen Ausbildungsinhalten durch systematische Einarbeitung und Anleitung. Die Durchführung von *Vor-, Zwischen- und Auswertungsgesprächen* (▶ S. 45 ff.) ermöglicht eine kontinuierliche Konzentration auf den Lernerfolg während der gesamten praktischen Ausbildung. Zusammen mit den Einschätzungen der pflegerischen Handlungskompetenz (▶ Kap. 12, S. 53 ff.) für sowie mit den Beurteilungsbögen für einzelne Praxismodule (▶ Kap. 14, S. 71 ff.) erleichtert dies die erforderliche objektive Gesamtbeurteilung.

Die ausbildenden Praxiseinrichtungen übernehmen die Anleitungsfunktion. Dabei sind den Auszubildenden entsprechende *Beurteilungen* auszustellen. Diese sollen Angaben über die Dauer der Praktika, die Ausbildungsbereiche, über die vermittelten Kenntnisse, die erworbenen Fähigkeiten und Fertigkeiten sowie über Anwesenheits- und Fehlzeiten enthalten. Die Beurteilungen sind der Altenpflegeschule vorzulegen.

Während der theoretische und praktische Unterricht im Lernort »Schule« (Altenpflegeschule) stattfindet, erfolgt die praktische Anleitung im Lernort »Praxis« (in der Praxiseinrichtung). Um eine gezielte und qualifizierte Ausbildung zu gewährleisten, müssen die beiden Lernorte »Schule« und »Praxis« gut zusammenarbeiten und die Ausbildungsinhalte sorgfältig aufeinander abstimmen. *Die Lernfeldorientierung des theoretischen und praktischen Unterrichts in der Schule lässt sich nicht explizit auf die Praxis übertragen, da viele Inhalte der Lernfeldrichtlinien umfassende Aspekte vermitteln, die demnach nicht unbedingt alle in konkrete Lernsituationen zu formulieren sind und in ihrer Komplexität auch nicht in jeder Einrichtung so vorkommen werden.* Demzufolge würde das einer im Alltag realistischen (tatsächlich machbaren) praktischen Anleitung mit Sicherheit nicht gerecht. Aufgabe des Lernorts »Schule« ist es, den aktuellen Stand der im Unterricht vermittelten Inhalte darzulegen. Dabei wird eine bloße Weitergabe der bis dato abgearbeiteten Lernfeldinhalte jedoch keine große Hilfe sein. Schließlich soll die Zusammenarbeit mit den Praxiseinrichtungen gefördert werden.

Dazu dient die *Orientierung an den Lernsituationen*, die im Gegensatz zu den umfassenden Lernfeldinhalten (mit Richtliniencharakter) konkreter und für die Praxisanleitung überschaubarer und handhabbarer sind, um eine qualitative und auch eine praxisnahe Ausbildung zu gewährleisten.

Die im *Tätigkeitskatalog* (▶ Kap. 8, S. 28 ff.) aufgeführten Lernsituationen sind aus der Praxis formuliert und gelten für die gesamte Ausbildungsdauer. Der Nachweis der Lernsituationen erfolgt demnach in den praktischen Ausbildungsphasen fortwährend, bis am Ende der Ausbildung möglichst alle Lernsituationen nachgewiesen sind.

Im Ausbildungsplan bestätigt die ausbildende Einrichtung die Vermittlung der Fertigkeiten und Fähigkeiten. Gemäß dem *Ausbildungsrahmenplan* des Bundesinstituts für Berufsbildung (BIBB) für den Altenpflegeberuf entsprechen diese weitgehend den Standards des Berufsbildungsgesetzes (BBiG). Mit dieser gegenwärtigen Reform der Altenpflegeausbildung *erhält die Praxis einen eigenständigen Bildungsauftrag.* Der systematische Zusammenhang der beruflichen Handlungskompetenzen, Lernfelder und Lernziele der Schule und der ausbildenden Einrichtungen wird gefördert, um so die Ausbildungsqualität weiter zu verbessern. Diese 3. Auflage bietet der Schülerin und der Praxisanleitung eine an das Schulnotensystem angelehnte *Einschätzung der pflegerischen Handlungskompetenz* (▶ Kap. 12, S. 53 ff.). Zur Analyse und Verbesserung des Lern-/Ausbildungsprozesses ist sie eine recht pauschalierte, aber über die einzelnen praktischen Ausbildungsphasen hinaus letztlich durchaus kontinuierliche Orientierungshilfe hinsichtlich des Ausbildungsverlaufes. Dazu sind die Einschätzungen der pflegerischen Handlungskompetenz bereits für die einzelne praktische Ausbildungsphase (1. bis 16.) aufgeführt.

Nach § 3 der Ausbildungs- und Prüfungsverordnung erteilt die Altenpflegeschule der Schülerin oder dem Schüler ein *Jahreszeugnis* über die Leistungen im Unterricht und in der praktischen Ausbildung. Letzteres wird im Benehmen mit dem Träger der praktischen Ausbildung festgelegt. Eine Kopiervorlage hierzu befindet sich in Kap. 17 (▶ S. 101).

Lernfelder

1 Aufgaben und Konzepte in der Altenpflege
1.1 Theoretische Grundlagen in das altenpflegerische Handeln einbeziehen
1.2 Pflege alter Menschen planen, durchführen, dokumentieren und evaluieren
1.3 Alte Menschen personen- und situationsbezogen pflegen
1.4 Anleiten, beraten und Gespräche führen
1.5 Bei der medizinischen Diagnostik und Therapie mitwirken

2 Unterstützung alter Menschen bei der Lebensgestaltung
2.1 Lebenswelten und soziale Netzwerke alter Menschen beim altenpflegerischen Handeln berücksichtigen
2.2 Alte Menschen bei der Wohnraum- und Wohnumfeldgestaltung unterstützen
2.3 Alte Menschen bei der Tagesgestaltung und bei selbstorganisierten Aktivitäten unterstützen

3 Rechtliche und institutionelle Rahmenbedingungen altenpflegerischer Arbeit
3.1 Institutionelle Rahmenbedingungen beim altenpflegerischen Handeln berücksichtigen
3.2 An qualitätssichernden Maßnahmen in der Altenpflege mitwirken

4 Altenpflege als Beruf
4.1 Berufliches Selbstverständnis entwickeln
4.2 Lernen lernen
4.3 Mit Krisen und schwierigen sozialen Situationen umgehen
4.4 Die eigene Gesundheit erhalten und fördern

3 Benutzerhinweise für die/den Auszubildende/n

Die/der Auszubildende ist für die regelmäßige Dokumentation der praktischen Ausbildungsinhalte *verantwortlich*. Dazu vereinbart sie/er mit der anleitenden Pflegeperson Termine für das Vor-, Zwischen- und Auswertungsgespräch und erinnert sie ggf. daran. Einarbeitungsplan, Anwesenheitsnachweis sowie Vor- und Zwischengesprächsprotokolle sind als *pädagogische Instrumente* für den Verlauf des praktischen Einsatzes zu sehen, damit das Auswertungsgespräch zusammen mit den Beurteilungsbogen (▶ S. 45, 47 und 71 ff.) schließlich eine objektive Gesamtbeurteilung des praktischen Einsatzes zulässt. Die/der Auszubildende füllt die Unterlagen gemeinsam oder in Absprache mit der anleitenden Pflegekraft aus.

Zur kontinuierlichen Analyse und Verbesserung der pflegerischen Handlungskompetenz kann die Schülerin nach jeder praktischen Ausbildungsphase eine Selbsteinschätzung mithilfe der Kompetenzscheibe durchführen. Mit der Kopiervorlage »Pflegerische Handlungskompetenz« (▶ Kap. 12, S. 71 ff.) ermittelt sie für jede einzelne der vier Kompetenzen (Fach-, Methoden-, Sozial- und Personalkompetenz) eine Schulnote und markiert sie in den entsprechenden Quadranten der Scheibe.

Beispiel:
Fachkompetenznote: 5   Methodenkompetenznote: 2
Personalkompetenznote: 4   Sozialkompetenznote: 3

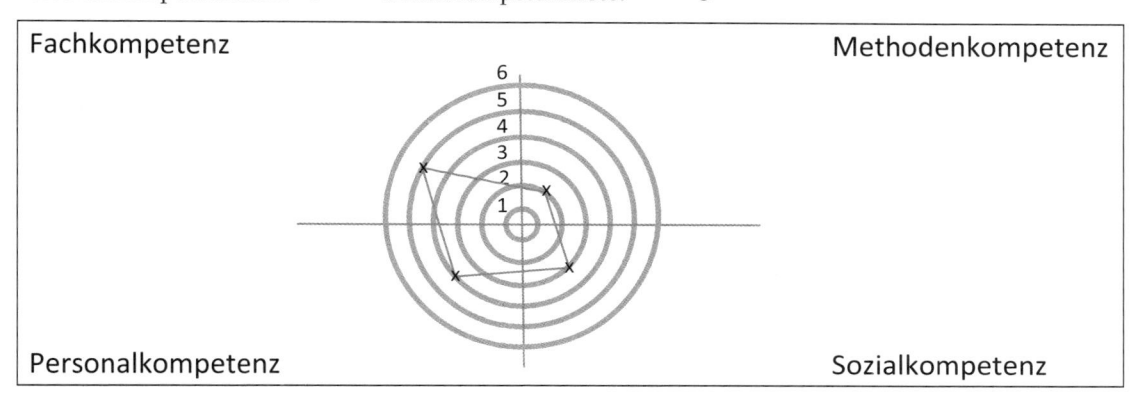

Den Nachweis der Lernsituationen sollte die/der Auszubildende vor und während der praktischen Ausbildungsphasen *regelmäßig durchsehen*, um die vorgeschriebenen Lernziele im Blick zu behalten, aber auch um eigene Erwartungen und Vorstellungen (»Was möchte ich lernen?«) zu realisieren und die in der jeweiligen Einrichtung bestehenden *Lernmöglichkeiten wahrnehmen* zu können. Mit dieser *Lernkontrolle* soll die/der Auszubildende bereits erreichte Lernerfolge erkennen und sich über die noch zu erlernenden praktischen Lernsituationen informieren. Vor Beginn einer praktischen Ausbildungsphase ist der Tätigkeitskatalog der Lernsituationen (▶ S. 28 ff.) folglich jeweils auf den neuesten Stand zu bringen. Dies geschieht im Lernort »Schule« im Beisein des Auszubildenden (während der letzten Unterrichtsstunden vor der praktischen Ausbildungsphase). Die Angabe von Monat und Jahr ist dabei eine wichtige Information für die Praxisanleitung.

Beispiel:

Tätigkeitskatalog	im Lernort »Schule« besprochen	im Lernort »Praxis« angeleitet	selbst- ständig praktiziert	Unterschrift (Praxis- anleiter/-in)
Kontrakturprophylaxe				
Spitzfußprophylaxe	Sept. 2015			
Physiologische Mittelstellung	Sept. 2015			
Mobilisation (passiv/assistiv/aktiv/resistiv)	Okt. 2015			

Die erforderliche Einarbeitung, die Praxisaufgaben und/oder der Ausbildungsbericht sowie Gespräche und Beurteilungen (▶ S. 45, 47 und 71 ff.) dürfen nicht vergessen werden. Es ist sinnvoll, direkt nach dem Vor- bzw. Zwischengespräch (▶ S. 45 ff.) einen *neuen Termin für das Folgegespräch zu vereinbaren.* Mithilfe des Nachweisheftes können alle praktischen Lernsituationen systematisch erarbeitet und objektiv nachgewiesen werden.

Nach der Unterschrift der anleitenden Pflegekraft dürfen ohne deren Kenntnis keine Veränderungen mehr vorgenommen werden. Bei jeder Reflexion des Einsatzes mit der Praktikumsstelle oder der Schule hat der/die Schüler/-in das *Nachweisheft unaufgefordert vorzulegen.*

4 Benutzerhinweise für die anleitende Pflegekraft

Die im Lernort »Schule« vermittelten Inhalte zu den Lernsituationen sind den Praxisanleiter/-innen in der Spalte »im Lernort Schule besprochen« mit Datum ersichtlich. In der zweiten Spalte soll der *Tätigkeitskatalog* (▶ S. 28 ff.) erfolgen. Dieses kann die Praxisanleitung mittels Ankreuzen (oder auch mit Datum) erledigen (siehe untenstehendes Beispiel). Aufgabe der Praxiseinrichtungen ist es, die aktuell vorhandenen sowie die individuellen und einrichtungsbezogenen Lernsituationen, die sich in der Praxis ergeben, mitzuteilen. Hierzu befinden sich nach den vorgegebenen Lernsituationen jeweils noch *freie Zeilen für eigene Einträge*. Somit kann die Praxisbegleitung (von der Altenpflegeschule) den praktischen Ausbildungsstand des Auszubildenden und die *einrichtungsbezogenen Lernsituationen* erfassen und den Auszubildenden ggf. auf zukünftige Unterrichtsinhalte verweisen, welche die Lernsituation behandeln. Andernfalls muss sie die Unterrichtsinhalte natürlich um die neuen Lernsituationen aus der Praxis ergänzen. In der Spalte »selbstständig praktiziert« weist die Praxisanleitung nach, wann die/der Auszubildende die praktische Lernsituation bereits korrekt und *ohne Anleitung selbstständig* durchgeführt hat. In der letzten Spalte erfolgt die Kontrolle der Praxisanleitung (Lernort »Praxis«) durch deren Unterschrift oder Handzeichen. Eine gute praktische Anleitung ist bekanntlich sehr arbeitsintensiv. Angesichts der vielen Lernsituationen ist das Abzeichnen aller einzelnen Lernsituationen relativ zeitaufwändig, so dass aus praktikablen Gründen durchaus mehrere Zeilen mit einer Klammer versehen und gleichzeitig abgehakt werden können.

Beispiel:

Tätigkeitskatalog	im Lernort »Schule« besprochen	im Lernort »Praxis« angeleitet	selbstständig praktiziert	Unterschrift (Praxisanleiter/-in)
Kontrakturprophylaxe				
Spitzfußprophylaxe	Sept. 2015	X	5.3.2015	Eva Muster
Physiologische Mittelstellung	Sept. 2015	X		
Mobilisation (passiv/assistiv/aktiv/resistiv)	Okt. 2015	X		

Zur kontinuierlichen Analyse und Verbesserung der pflegerischen Handlungskompetenz kann die Praxisanleiterin nach jeder praktischen Ausbildungsphase eine Beurteilung mithilfe der Kompetenzscheibe durchführen. Mit der Kopiervorlage »Pflegerische Handlungskompetenz« (▶ Kap. 12, S. 53 ff.) ermittelt sie dazu für jede einzelne der vier Kompetenzen (Fach-, Methoden-, Sozial- und Personalkompetenz) eine Schulnote und markiert sie in den entsprechenden Quadranten der Scheibe (▶ Beispiel im Kap. 2 Benutzerhinweise für die/den Auszubildenden, S. 17).

Die Beurteilung der praktischen Ausbildung erfolgt vonseiten der anleitenden Pflegekraft unter *Berücksichtigung des Ausbildungsstandes* der Schüler. Deren jeweiligen Fähigkeiten und Fertigkeiten werden dargestellt, um die Weiterentwicklung der Lernenden zu fördern.

Den *Einarbeitungsnachweis* und die *Beurteilungsbögen* für die optional einsetzbaren *Praxismodule* füllt die anleitende Pflegekraft gemeinsam mit der/dem Auszubildenden aus. Sie unterschreibt den Anwesenheitsplan und den Wochenbericht und bestätigt im Ausbildungsplan die bereits vermittelten Inhalte. Die Beurteilungsbogen können je nach Schwerpunkt der einzelnen Praktika (»direkte Pflege«, »spezielle Pflege«, »gerontopsychiatrische Pflege«, »Tagespflege«...) flexibel eingesetzt werden (▶ Kopiervorlagen hierzu ab S. 71 ff.). So kann die Beurteilung mit dem Schwerpunkt »direkte Pflege« ausschließlich zur Bewertung der Probezeit dienen, in Verbindung mit dem Vordruck »spezielle Pflege« jedoch auch zur Beurteilung des Einsatzes im Altenheim bzw. im ambulanten Pflegedienst verwendet werden. In entsprechenden Pflegeeinrichtungen ist zusätzlich der Bogen für »gerontopsychiatrische Pflege« einsetzbar. Die Kopiervorlagen sind nur auf einer Seite bedruckt, um die Vervielfältigung zu erleichtern. Lernziele, die in der jeweiligen Pflegeeinrichtung nicht beurteilbar sind, können auf den Vordrucken mit dem Symbol Ø gekennzeichnet werden.

> Für die *Benotung* der Leistungen gilt:
> – »**sehr gut**« (1),
>   wenn die Leistung den Anforderungen in besonderem Maße entspricht.
> – »**gut**« (2),
>   wenn die Leistung den Anforderungen voll entspricht.
> – »**befriedigend**« (3),
>   wenn die Leistung im Allgemeinen den Anforderungen entspricht.
> – »**ausreichend**« (4),
>   wenn die Leistung zwar Mängel aufweist, im Ganzen aber noch den Anforderungen entspricht.
> – »**mangelhaft**« (5),
>   wenn die Leistung den Anforderungen nicht entspricht, jedoch erkennen lässt, dass die notwendigen Grundkenntnisse vorhanden sind und die Mängel in absehbarer Zeit behoben werden können.
> – »**ungenügend**« (6),
>   wenn die Leistung den Anforderungen nicht entspricht und selbst die Grundkenntnisse so lückenhaft sind, dass die Mängel in absehbarer Zeit nicht behoben werden können.

5 Objektive und konstruktive Beurteilung

Voraussetzung für effektive Lernsituationen ist eine vertrauensvolle Beziehung. Die gemeinsame Arbeit basiert auf *gegenseitiger Wertschätzung*. Auf diese Weise können sich beide Seiten einer lehrreichen, kritischen Auseinandersetzung öffnen und die Arbeit realistisch bewerten. Stimmt »die Chemie« zwischen Anleiter/-in und Auszubildenden nicht, wirkt sich dies negativ auf die gesamte praktische Ausbildungsphase aus. Umgekehrt kann zu viel Sympathie blind machen und den Blick verstärkt oder ausschließlich auf positive Aspekte richten. Professionelle Pflegekräfte sollten bei jeder Beobachtung, die sie im Berufsalltag machen, zwischen subjektiver und objektiver Beurteilung unterscheiden können. Die objektive Beurteilung ist ein fortwährender Prozess und ergibt sich nicht aus Momentaufnahmen. Darum ist eine *wiederholte Beurteilung* (mindestens einmal im Zwischengespräch und ein zweites Mal im Auswertungsgespräch) notwendig. Empfehlenswert ist die *Protokollierung der Praxisanleitungen* von Pflegekräften der Einrichtung und Praxisbegleitungen seitens der Altenpflegeschule (Vordrucke ▶ S. 89 ff.). Sie sollte in jeder praktischen Ausbildungsphase mindestens einmal erfolgen. Wichtig ist, dass die/der Auszubildende *konstruktive Kritik* der examinierten Pflegekraft nachvollziehen kann und nach der abschließenden gemeinsamen Reflexion gezielt an weiteren Lernsituationen gearbeitet werden kann.

Zehn Regeln für ein konstruktives Feedback

1. Wer einen Sachverhalt kritisiert, muss die Kritik sachlich und konkret begründen können.
2. Auch positive Aspekte müssen beim Feedback berücksichtigt werden.
3. Die Aussagen sollten nach Möglichkeit an einem Beispiel verdeutlicht werden.
4. Vermutungen und Unterstellungen sollen unterlassen werden.
5. Eigene Emotionen müssen verdeutlicht werden.
6. Das Feedback muss direkt (nicht indirekt über andere) und sollte in der »Ich-Form« erfolgen.
7. Das Feedback muss im Dialog der Beteiligten (kein Monolog) stattfinden.
8. Das Feedback sollte von beiden Seiten als Hilfe angenommen werden.
9. Das partnerschaftliche Gespräch sollte von beiden Seiten besonders betont werden.
10. Beide Gesprächspartner müssen Offenheit, Toleranz und die Bereitschaft zum Zuhören besitzen.

6 Gesetzliche Bestimmungen

Durch das bundeseinheitliche Altenpflegegesetz (gültig seit 01.08.2003) sollen aufgrund der bisherigen Länderzuständigkeit bestehende Unterschiede beseitigt werden. Aufgrund der Neuerungen, die dieses Gesetz mit sich bringt, muss sich zukünftig auch der Altenpflegeberuf einer qualitätsorientierten Ausbildung stellen. Die Bestimmungen im bundeseinheitlichen Altenpflegegesetz sowie in der Ausbildungs- und Prüfungsordnung sorgen für eine intensive Verzahnung von Theorie und Praxis. Wesentliche Veränderungen sind die Sicherstellung der Praxisanleitung durch die Praxiseinrichtungen sowie die gesetzliche Vorschrift zur Bescheinigung durchgeführter Ausbildungsphasen spätestens zum Ende des Ausbildungsjahres. Die Bescheinigungen enthalten Angaben über die Dauer der Ausbildung, die Ausbildungsbereiche, die vermittelten Kenntnisse, Fähigkeiten und Fertigkeiten und über Fehlzeiten der Schülerin oder des Schülers. [§ 4 Abs. 4 AltPflG u. § 2 Abs. 4 AltPflAPrV].

Auszüge aus dem Gesetz über die Berufe in der Altenpflege

(Altenpflegegesetz – AltPflG) vom 17. November 2000

[...] § 3

Die Ausbildung in der Altenpflege soll die Kenntnisse, Fähigkeiten und Fertigkeiten vermitteln, die zur selbstständigen und eigenverantwortlichen Pflege einschließlich der Beratung, Begleitung und Betreuung alter Menschen erforderlich sind. Dies umfasst insbesondere:

1. die sach- und fachkundige, den allgemein anerkannten pflegewissenschaftlichen, insbesondere den medizinisch-pflegerischen Erkenntnissen entsprechende, umfassende und geplante Pflege,
2. die Mitwirkung bei der Behandlung kranker alter Menschen einschließlich der Ausführung ärztlicher Verordnungen,
3. die Erhaltung und Wiederherstellung individueller Fähigkeiten im Rahmen geriatrischer und gerontopsychiatrischer Rehabilitationskonzepte,
4. die Mitwirkung an qualitätssichernden Maßnahmen in der Pflege, der Betreuung und der Behandlung,
5. die Gesundheitsvorsorge einschließlich der Ernährungsberatung,
6. die umfassende Begleitung Sterbender,
7. die Anleitung, Beratung und Unterstützung von Pflegekräften, die nicht Pflegefachkräfte sind,
8. die Betreuung und Beratung alter Menschen in ihren persönlichen und sozialen Angelegenheiten,
9. die Hilfe zur Erhaltung und Aktivierung der eigenständigen Lebensführung einschließlich der Förderung sozialer Kontakte und
10. die Anregung und Begleitung von Familien- und Nachbarschaftshilfe und die Beratung pflegender Angehöriger.

Darüber hinaus soll die Ausbildung dazu befähigen, mit anderen in der Altenpflege tätigen Personen zusammenzuarbeiten und diejenigen Verwaltungsarbeiten zu erledigen, die in unmittelbarem Zusammenhang mit den Aufgaben in der Altenpflege stehen.

[...] § 4

(1) Die Ausbildung dauert unabhängig vom Zeitpunkt der staatlichen Prüfung drei Jahre. Die Ausbildung besteht aus theoretischem und praktischem Unterricht und einer praktischen Ausbildung. Der Anteil der praktischen Ausbildung überwiegt.

(2) Der Unterricht wird in Altenpflegeschulen erteilt.

(3) Die praktische Ausbildung wird in folgenden Einrichtungen vermittelt:

1. In einem Heim im Sinne des § 1 des Heimgesetzes oder in einer stationären Pflegeeinrichtung im Sinne des § 71 Abs. 2 des Elften Buches Sozialgesetzbuch, wenn es sich dabei um eine Einrichtung für alte Menschen handelt, und

2. in einer ambulanten Pflegeeinrichtung im Sinne des § 71 Abs. 1 des Elften Buches Sozialgesetzbuch, wenn deren Tätigkeitsbereich die Pflege alter Menschen einschließt.

Abschnitte der praktischen Ausbildung können in weiteren Einrichtungen, in denen alte Menschen betreut werden, stattfinden. Dazu gehören insbesondere:

1. psychiatrische Kliniken mit gerontopsychiatrischer Abteilung oder andere Einrichtungen der gemeindenahen Psychiatrie,

2. Allgemeinkrankenhäuser, insbesondere mit geriatrischer Fachabteilung oder geriatrischem Schwerpunkt, oder geriatrische Fachkliniken,

3. geriatrische Rehabilitationseinrichtungen,

4. Einrichtungen der offenen Altenhilfe.

(4) Die Gesamtverantwortung für die Ausbildung trägt die Altenpflegeschule, es sei denn, sie wird durch Landesrecht einer anderen Einrichtung übertragen. Die Abschnitte des Unterrichts und der praktischen Ausbildung sind inhaltlich und organisatorisch aufeinander abzustimmen. Die Altenpflegeschule unterstützt und fördert die praktische Ausbildung durch Praxisbegleitung. Die Praxisanleitung ist durch die Einrichtungen nach Absatz 3 sicherzustellen. [...]

[...] § 13

(1) Der Träger der praktischen Ausbildung, der eine Person zur Ausbildung nach diesem Gesetz einstellt, hat mit dieser einen schriftlichen Ausbildungsvertrag für die gesamte Dauer der Ausbildung nach Maßgabe der Vorschriften dieses Abschnitts zu schließen. Träger der praktischen Ausbildung können sein:

1. der Träger einer Einrichtung im Sinne des § 4 Abs. 3 Satz 1, der eine staatlich anerkannte Altenpflegeschule betreibt,

2. der Träger einer Einrichtung im Sinne des § 4 Abs. 3 Satz 1, der mit einer staatlich anerkannten Altenpflegeschule oder einer Altenpflegeschule im Sinne des Schulrechts der Länder einen Vertrag über die Durchführung praktischer Ausbildungen geschlossen hat.

Die Landesregierungen werden ermächtigt, das Nähere zur Bestimmung der Träger der praktischen Ausbildung durch Rechtsverordnung zu regeln.

(2) Der Ausbildungsvertrag muss mindestens enthalten:

1. das Berufsziel, dem die Ausbildung dient,

2. den Beginn und die Dauer der Ausbildung,

3. Angaben über die inhaltliche und zeitliche Gliederung der praktischen Ausbildung gemäß der Ausbildungs- und Prüfungsverordnung,

4. die Dauer der regelmäßigen täglichen oder wöchentlichen praktischen Ausbildungszeit,

5. die Höhe der monatlichen Ausbildungsvergütung,

6. die Dauer der Probezeit,

7. die Dauer des Urlaubs,

8. die Voraussetzungen, unter denen der Ausbildungsvertrag gekündigt werden kann,

9. einen in allgemeiner Form gehaltenen Hinweis auf die Tarifverträge, Betriebs- oder Dienstvereinbarungen, die auf das Ausbildungsverhältnis anzuwenden sind. [...]

[...] § 15

(1) Der Träger der praktischen Ausbildung hat

1. die Ausbildung in einer durch ihren Zweck gebotenen Form planmäßig, zeitlich und sachlich gegliedert so durchzuführen, dass das Ausbildungsziel in der vorgesehenen Ausbildungszeit erreicht werden kann,

2. der Schülerin und dem Schüler kostenlos die Ausbildungsmittel, Instrumente und Apparate zur Verfügung zu stellen, die zur praktischen Ausbildung und zum Ablegen der jeweils vorgeschriebenen Prüfung erforderlich sind,

3. sicherzustellen, dass die praktische Ausbildung gemäß § 4 Abs. 3 durchgeführt wird.

(2) Der Schülerin und dem Schüler dürfen nur Verrichtungen übertragen werden, die dem Ausbildungszweck dienen; sie müssen ihrem Ausbildungsstand und ihren Kräften angemessen sein.

§ 16

Die Schülerin und der Schüler haben sich zu bemühen, die Kenntnisse, Fähigkeiten und Fertigkeiten zu erwerben, die erforderlich sind, um das Ausbildungsziel zu erreichen. Sie sind insbesondere verpflichtet,

1. an den vorgeschriebenen Ausbildungsveranstaltungen teilzunehmen,

2. die ihnen im Rahmen der Ausbildung übertragenen Aufgaben und Verrichtungen sorgfältig auszuführen,

3. die für Beschäftigte in den jeweiligen Einrichtungen geltenden Bestimmungen über die Schweigepflicht einzuhalten und über Betriebsgeheimnisse Stillschweigen zu wahren. [...]

Auszüge aus der Ausbildungs- und Prüfungsverordnung für den Beruf der Altenpflegerin und des Altenpflegers

(Ausbildungs- und Prüfungsverordnung – AltPflAPrV) (erlassen am 27.11.2002)

[...] § 2 Praktische Ausbildung

(1) Die ausbildende Einrichtung nach § 4 Abs. 3 des Altenpflegegesetzes muss die Gewähr für eine ordnungsgemäße Durchführung der praktischen Ausbildung bieten.

(2) Die ausbildende Einrichtung stellt für die Zeit der praktischen Ausbildung die Praxisanleitung der Schülerin oder des Schülers durch eine geeignete Fachkraft (Praxisanleiterin oder Praxisanleiter) auf der Grundlage eines Ausbildungsplans sicher.

Geeignet ist

1. eine Altenpflegerin oder ein Altenpfleger oder

2. eine Krankenschwester oder ein Krankenpfleger

mit mindestens zweijähriger Berufserfahrung in der Altenpflege und der Fähigkeit zur Praxisanleitung, die in der Regel durch eine berufspädagogische Fortbildung oder Weiterbildung nachzuweisen ist. Aufgabe der Praxisanleitung ist es, die Schülerin oder den Schüler schrittweise an die egenständige Wahrnehmung der beruflichen Aufgaben heranzuführen und den Kontakt mit der Altenpflegeschule zu halten.

(3) Die Altenpflegeschule stellt durch Lehrkräfte für die Zeit der praktischen Ausbildung die Praxisbegleitung der Schülerinnen und Schüler in den Einrichtungen sicher. Aufgabe der Lehrkräfte ist es, die Schülerinnen und Schüler durch begleitende Besuche in den Einrichtungen zu betreuen und zu beurteilen sowie die Praxisanleiterinnen oder die Praxisanleiter zu beraten.

(4) Die ausbildende Einrichtung erstellt über den bei ihr durchgeführten Ausbildungsabschnitt eine Bescheinigung. Diese muss Angaben enthalten über die Dauer der Ausbildung, die Ausbildungsbereiche, die vermittelten Kenntnisse, Fähigkeiten und Fertigkeiten und über Fehlzeiten der Schülerin oder des Schülers. Die Bescheinigung ist der Altenpflegeschule spätestens zum Ende des Ausbildungsjahres vorzulegen. Wird ein Ausbildungsabschnitt nicht innerhalb eines Ausbildungsjahres abgeschlossen, so stellt die ausbildende Einrichtung eine zusätzliche Bescheinigung nach Maßgabe von Satz 2 und 3 aus. Der Träger der praktischen Ausbildung gemäß § 13 Abs. 1 des Altenpflegegesetzes und die Schülerin oder der Schüler erhalten Abschriften.

§ 3 Jahreszeugnisse, Teilnahmebescheinigungen

(1) Zum Ende eines jeden Ausbildungsjahres erteilt die Altenpflegeschule der Schülerin oder dem Schüler ein Zeugnis über die Leistungen im Unterricht und in der praktischen Ausbildung. Die Note für die praktische Ausbildung wird im Benehmen mit dem Träger der praktischen Ausbildung festgelegt.

(2) Die Altenpflegeschule bestätigt vor dem Zulassungsverfahren gemäß § 8 die regelmäßige und erfolgreiche Teilnahme an der Ausbildung durch eine Bescheinigung [...]. Sofern es sich um eine Altenpflegeschule im Sinne des Schulrechts des Landes handelt, kann die Bescheinigung durch ein Zeugnis ersetzt werden. [...]

[...] § 5 Staatliche Prüfung

(1) Die staatliche Prüfung umfasst einen schriftlichen, einen mündlichen und einen praktischen Teil.

(2) Der schriftliche und der mündliche Teil der Prüfung werden an der Altenpflegeschule abgelegt, an der die Ausbildung abgeschlossen wird.

(3) Die zuständige Behörde kann von der Regelung nach Absatz 2 aus wichtigem Grund Ausnahmen zulassen. Die vorsitzenden Mitglieder der beteiligten Prüfungsausschüsse sind vorher zu hören.

(4) Der praktische Teil der Prüfung wird abgelegt:

1. in einer Einrichtung nach § 4 Abs. 3 Satz 1 Nr. 1 des Altenpflegegesetzes, in der die Schülerin oder der Schüler ausgebildet worden ist, oder

2. in der Wohnung einer pflegebedürftigen Person, die von einer Einrichtung nach § 4 Abs. 3 Satz 1 Nr. 2 des Altenpflegegesetzes betreut wird, in welcher die Schülerin oder der Schüler ausgebildet worden ist.

(5) Der praktische Teil der Prüfung kann mit Zustimmung der zuständigen Behörde an der Altenpflegeschule im Rahmen einer simulierten Pflegesituation durchgeführt werden, wenn seine ordnungsgemäße Durchführung gewährleistet ist. [...]

[...] § 9 Vornoten

(1) Das vorsitzende Mitglied des Prüfungsausschusses setzt auf Vorschlag der Altenpflegeschule eine Vornote für jedes Lernfeld, das Gegenstand des schriftlichen und des mündlichen Teils der Prüfung ist, und eine Vornote für den praktischen Teil der Prüfung fest. Die jeweilige Vornote ergibt sich aus den Zeugnissen nach § 3 Abs. 1.

(2) Die Vornoten werden bei der Bildung der Noten des mündlichen, schriftlichen und praktischen Teils der Prüfung jeweils mit einem Anteil von 25 vom Hundert berücksichtigt. In den Fällen des § 10 Abs. 1 Nr. 2 sowie des § 11 Abs. 1 Nr. 3 ist aus den beiden Vornoten zuvor ein arithmetisches Mittel zu bilden.

(3) Die Vornoten werden der Schülerin oder dem Schüler spätestens drei Werktage vor Beginn des ersten Prüfungsteils mitgeteilt. [...]

[...] § 12 Praktischer Teil der Prüfung

(1) Der praktische Teil der Prüfung besteht aus einer Aufgabe zur umfassenden und geplanten Pflege einschließlich der Beratung, Betreuung und Begleitung eines alten Menschen. Er bezieht sich auf die Lernbereiche »Aufgaben und Konzepte in der Altenpflege« und »Unterstützung alter Menschen bei der Lebensgestaltung«.

(2) Die Prüfungsaufgabe besteht aus der schriftlichen Ausarbeitung der Pflegeplanung, aus der Durchführung der Pflege einschließlich Beratung, Betreuung und Begleitung eines alten Menschen und aus einer abschließenden Reflexion. Die Aufgabe soll in einem Zeitraum von höchstens zwei Werktagen vorbereitet, durchgeführt und abgenommen werden. Der Prüfungsteil der Durchführung der Pflege soll die Dauer von 90 Minuten nicht überschreiten. Die Schülerinnen und Schüler werden einzeln geprüft.

(3) Mindestens zwei Fachprüferinnen oder Fachprüfer nehmen die Prüfung ab und benoten die Leistung. Das vorsitzende Mitglied des Prüfungsausschusses ist berechtigt, sich an der Prüfung zu beteiligen und selbst zu prüfen. Die Auswahl der Einrichtung gemäß § 5 Abs. 4 und der pflegebedürftigen Person erfolgt durch die Fachprüferinnen oder Fachprüfer. Die Einbeziehung der pflegebedürftigen Person in die Prüfungssituation setzt deren Einverständnis und die Zustimmung der Pflegedienstleitung voraus.

(4) Zur Abnahme und Benotung des praktischen Teils der Prüfung kann eine Praxisanleiterin oder ein Praxisanleiter

1. im Falle des § 5 Abs. 4 Nr. 1 aus der Einrichtung, in der die Prüfung stattfindet,

2. im Falle des § 5 Abs. 4 Nr. 2 aus der Einrichtung, die die pflegebedürftige Person betreut,

3. im Falle des § 5 Abs. 5 aus der Einrichtung, in der die Schülerin oder der Schüler überwiegend ausgebildet wurde, in beratender Funktion hinzugezogen werden.

(5) Das vorsitzende Mitglied des Prüfungsausschusses bildet die Note für den praktischen Teil der Prüfung aus der Note der Fachprüferinnen und Fachprüfer und der Vornote gemäß § 9 Abs. 1 und 2. [...]

Inhalte der praktischen Ausbildung in der Altenpflege (lt. Anlage 1 zu § 1 AltPflAPrV Punkt B)

1. Kennenlernen des Praxisfeldes unter Berücksichtigung institutioneller und rechtlicher Rahmenbedingungen und fachlicher Konzepte.

2. Mitarbeiter bei der umfassenden und geplanten Pflege alter Menschen einschließlich der Beratung, Begleitung und Betreuung unterstützen und mitwirken bei der ärztlichen Diagnostik und Therapie unter Anleitung.

3. Übernehmen selbstständiger Teilaufgaben entsprechend dem Ausbildungsstand in der umfassenden und geplanten Pflege alter Menschen einschließlich Beratung, Begleitung und Betreuung und mitwirken bei ärztlicher Diagnostik und Therapie unter Aufsicht.

4. Übernehmen selbstständiger Projektaufgaben, z. B. bei der Tagesgestaltung oder bei der Gestaltung der häuslichen Pflegesituation.

5. Selbstständig planen, durchführen und reflektieren der Pflege alter Menschen einschließlich Beratung, Begleitung und Betreuung und mitwirken bei der ärztlichen Diagnostik und Therapie unter Aufsicht.

Gesamtstundenzahl: 2.500

Die Praktika werden in folgenden Arbeitsfeldern absolviert: stationäre Altenhilfe, ambulante Altenhilfe, Geriatrie und Gerontopsychiatrie.

7 Praktische Ausbildung in der Altenpflegehilfe

Die Regelung der Altenpflegehilfeausbildung ist Ländersache, und es ist zu erwarten, dass sie von den einzelnen Bundesländern zum Teil entsprechend unterschiedlich gestaltet wird, wie ebenso die verschiedenen Landesrichtlinien, welche die erwünschte bundesweite Umsetzung einer einheitlichen Altenpflegeausbildung erschweren. Überzeugt vom qualitätsorientierten und wegweisenden bundeseinheitlichen Charakter konzentriert sich dieses Nachweisheft auf die Vorgaben im bundeseinheitlichen Altenpflegegesetz vom 17. November 2000. Da die Lernsituationen der Altenpflegeausbildung nicht konkret die Lernfelder der Ausbildungsbildungs- und Prüfungsverordnung widerspiegeln, werden auch für die praktische Anleitung in der Altenpflegehilfe praktikable Lernmomente erforderlich sein. Fast alle Vordrucke sind folglich ebenfalls für die Ausbildung in der Altenpflegehilfe einsetzbar. Lediglich die Nachweise der speziellen Pflege sind nicht für die Altenpflegehilfe geeignet, weil sie angesichts der Kürze der Ausbildung unstreitig nicht in deren Tätigkeitsbereich fallen.

Folgende Nachweise und Kopiervorlagen sind für die praktische Ausbildung in der Altenpflegehilfe einsetzbar:

	Kapitel
Nachweis der praktischen Ausbildungsphasen	1
Erfordernis des Nachweisheftes	2
Benutzerhinweise, Objektive Beurteilung und Gesetze	3 bis 6
Tätigkeitskatalog: *Ohne das »Lernfeld 1.5«!*	8
Einarbeitungsplan	9
Nachweis der Vor-, Zwischen- und Auswertungsgespräche	10
Ausbildungsbericht	11
Einschätzung der pflegerischen Handlungskompetenz	12
Praxisaufgaben: *Ohne die »Spezielle Pflege«!*	13
Beurteilung der Praxismodule: *Ohne die »Spezielle Pflege«!*	14
Protokollierung	15
Anwesenheitsnachweis und Zulagenberechnung	16
Jahreszeugnis (Note der Praxis und der vermittelten Lernfelder)	17
Ausbildungsplan: *Ohne die »Spezielle Pflege«!*	18
Jahresplanung	19

8 Tätigkeitskatalog

Lernbereich 1: Aufgaben und Konzepte in der Altenpflege

Lernfeld 1.1: Theoretische Grundlagen in das altenpflegerische Handeln einbeziehen

Tätigkeitskatalog	im Lernort »Schule« besprochen	im Lernort »Praxis« angeleitet	selbstständig praktiziert	Unterschrift (Praxisanleiter/-in)
Theoretische Grundlagen				
Lebensaktivitäten: ATL, A(B)EDL				
Pflegeleitbild und Pflegemodell				
Auseinandersetzung mit ethischen Konflikten				
Biografiearbeit				
Interaktionsstufen (nach Prof. Erwin Böhm)				
Rehabilitationskonzepte				

Lernfeld 1.2: Pflege alter Menschen planen, durchführen, dokumentieren und evaluieren

Tätigkeitskatalog	im Lernort »Schule« besprochen	im Lernort »Praxis« angeleitet	selbstständig praktiziert	Unterschrift (Praxisanleiter/-in)
Pflegeprozess				
Aufnahme eines Patienten/Bewohners				
Klassifikationssystem, Pflegediagnosen				
Informationssammlung (transkulturelle Anamnese)				
Erstbesuch (ambulante Pflege)				
Erfassen von Ressourcen und Pflegeproblemen				
Festlegen von Pflegezielen				
Planen von Pflegemaßnahmen				
Pflege-Evaluation				
Pflegeüberleitung				
Eintragen, Abzeichnen von Tätigkeiten				
Manuelle/EDV-gestützte Dokumentation				
Schreiben eines Pflegeberichts				
Umgang mit Pflegestandards				
Vereinfachte Pflegedokumentation nach SIS				

Lernfeld 1.3: Alte Menschen personen- und situationsbezogen pflegen

Tätigkeitskatalog	im Lernort »Schule« besprochen	im Lernort »Praxis« angeleitet	selbstständig praktiziert	Unterschrift (Praxisanleiter/-in)
Desinfektion				
Hygienische Händedesinfektion				
Desinfektionslösung herstellen				
Flächen-/Geräte-/Instrumentendesinfektion				
Schutzkleidung				
Hygieneplan anwenden				
Steriles Material verwenden				
Umgang mit Einmalspritzen, -kanülen				
Sterile Handschuhe anziehen				
Umgang mit sterilem Verbandmaterial				
Allgemeine Pflegetätigkeiten				
Betten				
Bett richten, Bett bedienen				
Wäschewechsel (bei Bettlägerigen)				
Schlafbeobachtung und -unterstützung				
Körperpflege				
Zahn- und Zahnprothesenpflege				
Augenpflege (Brille, Prothesen, Kontaktlinsen)				
Nasenpflege (v. a. bei Nasensonde)				
Ohrenpflege (Umgang mit Hörgeräten)				
Haarpflege (waschen, kämmen, frisieren)				
Haare im Bett waschen				
Bartpflege, Nass-/Trockenrasur				
Nagelpflege				
Intimpflege				
Hilfe beim An- und Auskleiden				
Umgang mit Anziehhilfen				
Vollbad, Teilbad (Arm-, Fuß-, Sitzbad)				
Dusche				
Ausscheidungen – Umgang mit:				
Steckbecken, Urinflasche				
Urinbeutel				
Nierenschale, Sputumbecher				
Toilettenstuhl				

Tätigkeitskatalog	im Lernort »Schule« besprochen	im Lernort »Praxis« angeleitet	selbstständig praktiziert	Unterschrift (Praxisanleiter/-in)
Inkontinenzhilfsmitteln (Einlagen, Urinal, …)				
Kontinenztraining				
Flüssigkeitsbilanzierung				
Essen und Trinken				
Anrichten und Servieren				
Essen reichen (interkulturelle Eigenart beachten)				
Essensanforderung schreiben (Kostformen)				
Sondenkost verabreichen (Magensonde)				
Mobilisation				
Transfers, Unterstützung beim Gehen				
Umgang mit Lift, Drehteller				
Umgang mit Gehhilfen, Prothesen				
Umgang mit dem Rollstuhl				
Rückenbewusstes Arbeiten				
Kinästhetische (Schinkengang, Stapeln, …)				
Lagerungen				
30°-Seitenlagerung				
Oberkörperhochlagerung				
Beinhoch-/-tieflagerung				
Trendelenburg-Lage				
135°-Seitenlagerung				
Lagerung nach dem Bobath-Konzept				
Fünf-Kissen-Hohllagerung				
Lagerungshilfsmittel				
Superweichmatratze				
Fußstützen, Bettverkürzung				
Bettbogen				
Spezielle Lagerungskissen, z. B. Gelkissen				
Beobachtung				
Puls				
Blutdruck				
Atmen				
Bewusstsein				
Temperatur				

Tätigkeitskatalog	im Lernort »Schule« besprochen	im Lernort »Praxis« angeleitet	selbstständig praktiziert	Unterschrift (Praxisanleiter/-in)
Stimmung				
Schlaf				
Gewicht (Sitz-, Stehwaage)				
Haut, Schleimhäute, Hautanhangsgebilde				
Ernährungszustand				
Harnausscheidung				
Stuhlausscheidung				
Menstruation und Fluor				
Schweiß				
Erbrechen				
Sputum				
Schmerz				
Bewegungen, Gang, Körperhaltung				
Stimme und Sprache				
Prophylaxen				
Dekubitusprophylaxe (Expertenstandard: siehe Spezielle Pflege)				
Zweistündliches Umlagern				
Hautpflege				
Intertrigoprophylaxe				
Thromboembolieprophylaxe				
Entstauende Lagerung				
Anziehen von ATE-Strümpfen				
Anlegen eines Kompressionsverbandes				
Erzeugen von Fußsohlendruck				
Kontrakturprophylaxe				
Spitzfußprophylaxe				
Physiologische Mittelstellung				
Mobilisation (passiv/assistiv/aktiv/resistiv)				
Pneumonieprophylaxe				
Atemerleichternde Lagerungen				
VATI-Lagerungen				
Giebelrohr, Atemtrainer				
Inhalation				

Tätigkeitskatalog	im Lernort »Schule« besprochen	im Lernort »Praxis« angeleitet	selbstständig praktiziert	Unterschrift (Praxisanleiter/-in)
Weitere Prophylaxen				
Obstipationsprophylaxe				
Aspirationsprohylaxe (Schlucktraining)				
Soor-, Aphten- und Stomatitisprophylaxe				
Parotitisprophylaxe				
Dehydratationsprophylaxe				
Sturzprophylaxe				
Desorientierungsprophylaxe				
Zystitisprophylaxe				
Infektionsprophylaxe				
Schmerzprophylaxe				
Erste Hilfe				
Bereitstellung, Warten des Notfallkoffers				
Freihalten der Atemwege				
Mund-zu-Nase-, Mund-zu-Mundbeatmung				
Umgang mit dem Beatmungsbeutel, -gerät				
Druckverband				
Herz-Lungen-Wiederbelebung				
Assistenz bei der Defibrillation				
Aufziehen von Notfallinjektionen				
Stabile Seitenlagerung				
Erste Hilfe bei Verbrennungen, Verbrühungen				
Pflege Sterbender und Versorgung Verstorbener				
Sterbende begleiten und pflegen				
Hospizgedanke				
Palliativpflege				
Trauerarbeit mit Angehörigen				
Versorgung Verstorbener				
Spezielle Pflege bei: Schlaganfall				
Bobath-Konzept (Lagerung)				
Wahrnehmungsförderung				
Spastizitätshemmung				
Bilaterale Armführung				
Raumgestaltung				
Maßnahmen bei Aphasie (motorisch, sensorisch)				

Tätigkeitskatalog	im Lernort »Schule« besprochen	im Lernort »Praxis« angeleitet	selbstständig praktiziert	Unterschrift (Praxisanleiter/-in)
Umgang mit Neglet-Phänomen				
Umgang mit Pusher-Syndrom				
Spezielle Pflege bei: Diabetes mellitus				
Blutzuckermessung				
Maßnahmen bei Hyper-/Hypoglykämie				
Vorbereiten eines Insulin-Pens				
Insulingabe mittels Pen (siehe Injektionen)				
Teilnahme an der Diabetikerschulung				
Spezielle Pflege bei:				
Hyper-/Hypotonie				
Herzrhythmusstörungen				
Rechts-/Linksherzinsuffizienz				
Lungenödem				
Bronchitis, Asthma bronchiale				
Osteoporose				
Pneumonie				
Rheumatischen Erkrankungen				
Oberschenkelhalsfraktur				
Gicht, Arthrose				
Varizen, Thrombose				
Ulcus cruris				
Zystitis, Niereninsuffizienz				
Stress-, Drang- oder Reflexinkontinenz				
Herpes Zoster, Psoriasis				
Tumorerkrankungen				
Alternative Pflegemaßnahmen				
Fiebersenkender Wadenwickel				
Zitronenbrustauflage (Schwitzkur)				
Quarkauflage, Zwiebelauflage				
Wassertherapie (Wechselbäder)				
Alternative Waschung (belebend, beruhigend)				
Kälteanwendung				
Wärmeanwendung				
Ultima Ratio: »Freiheitsentziehende Maßnahmen«				
Abklären der rechtlichen Voraussetzungen				

Tätigkeitskatalog	im Lernort »Schule« besprochen	im Lernort »Praxis« angeleitet	selbstständig praktiziert	Unterschrift (Praxisanleiter/-in)
Umgang mit Bettgittern und Fixierungen				
Überwachung des Pflegebedürftigen				

Lernfeld 1.4: Anleiten, beraten und Gespräche führen

Tätigkeitskatalog	im Lernort »Schule« besprochen	im Lernort »Praxis« angeleitet	selbstständig praktiziert	Unterschrift (Praxisanleiter/-in)
Gesprächsführung				
Durchführen von Einzelgesprächen mit Bewohnern				
Gruppengespräche mit Bewohnern				
Gespräche mit dem Arzt, mit Therapeuten				
Gespräche mit Angehörigen				
Teamgespräch, Übergabe				
Beratung				
Beratung der Pflegebedürftigen				
Beratung der Angehörigen				
Anleitung				
Anleitung der Pflegebedürftigen				
Anleitung der pflegenden Angehörigen				
Expertenstandard »Entlassungsmanagement in der Pflege«				
Überleitungsbrief				
Überleitungspflege				
Besuch eines Bewohners im Krankenhaus				

Lernfeld 1.5: Bei der medizinischen Diagnostik und Therapie mitwirken

Tätigkeitskatalog	im Lernort »Schule« besprochen	im Lernort »Praxis« angeleitet	selbstständig praktiziert	Unterschrift (Praxisanleiter/-in)
Umgang mit Medikamenten				
Arzneimittelbestellung				
Lagerung von Arzneimitteln				
Umgang mit Betäubungsmitteln				

Tätigkeitskatalog	im Lernort »Schule« besprochen	im Lernort »Praxis« angeleitet	selbstständig praktiziert	Unterschrift (Praxisanleiter/-in)
Vorbereiten und Verteilen von Arzneimitteln				
Verabreichen eines Aerosols (Pumpzerstäuber, Spray)				
Applikation von Augentropfen, -salbe				
rektale Applikation (Suppositorium, Klistier)				
Orale Antidiabetika				
Antibiotika				
Chemotherapeutika				
Antikoagulanzien				
Insuline				
Antihypertonika				
Digitalispräparate				
Nitroglyzerinpräparate				
Diuretika				
Laxanzien				
Bronchospasmolytika				
Antirheumatika				
Analgetika				
Neuroleptika				
Tranquilizer				
Antidepressiva				
Injektionen				
Vorbereitung einer Injektion				
Durchführen der subkutanen Injektion				
Durchführen der intramuskulären Injektion				
Fachgerechtes Entsorgen des Materials (Kanülenabwurf)				
Infusionen				
Vorbereitung einer Infusion				
Infusionsüberwachung				
Überwachen der Tropfgeschwindigkeit				
Harnblasenkatheterismus				
Materialvorbereitung				
Einmalkatheterismus				
Katheterpflege bei Dauerkathetern				
Blaseninstillation				

Tätigkeitskatalog	im Lernort »Schule« besprochen	im Lernort »Praxis« angeleitet	selbstständig praktiziert	Unterschrift (Praxisanleiter/-in)
Expertenstandard »Förderung der Harnkontinenz in der Pflege«				
Inkontinenzprofile				
Kontinenzförderung				
Miktionsprotokoll				
Expertenstandard »Pflege von Menschen mit chronischen Wunden«				
Wunddokumentation				
Aseptischer Verbandwechsel				
Septischer Verbandwechsel				
Anlegen und Wechseln spezieller Verbände (SBK, PEG)				
Wundspülung, Tamponade				
Wundrandabdeckung				
Anlegen von Kompressionsverbänden				
Sauerstoffgabe				
Anbringen der Sauerstoffmaske, -sonde				
Sauerstoffgerät bedienen				
Tracheostomapflege				
Tracheostoma reinigen				
Tracheostoma entfernen/einsetzen				
Absaugen				
Absaugen (Mund-Rachenraum)				
Umgang mit Katheter, Absauggerät				
Expertenstandards »Schmerzmanagement in der Pflege«				
Schmerzbeobachtung, -erfassung u. -evaluation				
Numerische und Visuelle Analogskala				
Pflegerischer Umgang mit akuten Schmerzen				
Pflegerischer Umgang mit chronischen Schmerzen				
Expertenstandard »Ernährungsmanagement zur Sicherstellung und Förderung der oralen Ernährung in der Pflege«				
Körpergrößenberechnung (Ulnar-Messung)				
Body-Mass-Index-Berechnung				
Ein- und Ausfuhrprotokoll				

Tätigkeitskatalog	im Lernort »Schule« besprochen	im Lernort »Praxis« angeleitet	selbst-ständig praktiziert	Unterschrift (Praxis-anleiter/-in)
Ernährungsassessment				
Flüssigkeits- und Ernährungsbedarf berechnen				
Pflege bei Magensonde				
Assistenz beim Legen				
Wechseln des Pflasters				
Reinigungseinlauf				
Lagerung des Pflegebedürftigen				
Durchführung des Einlaufs				
Anus-praeter-Versorung				
Ein-, zweiteilige Versorgung				
Unterstützung bei der Darmirrigation				
Expertenstandard »Dekubitusprophylaxe in der Pflege«				
Assessments (Einschätzungsskalen)				
Mikrobewegungen, Mikrolagerungen				
Bewegungs- und Lagerungsplan				
Wechseldrucksysteme				
Evaluation der Pflegemaßnahmen				
Expertenstandard »Sturzprophylaxe in der Pflege«				
Persönl., arzneimittel- u. umgebungsbedingte Faktoren				
Hüftprotektoren				
Anti-Rutsch-Auflage				
Ruf-Anlage, Alarmsysteme				
Sturzdokumentation				

Lernbereich 2: Unterstützung alter Menschen bei der Lebensgestaltung

Lernfeld 2.1: Lebenswelten und soziale Netzwerke alter Menschen beim altenpflegerischen Handeln berücksichtigen

Tätigkeitskatalog	im Lernort »Schule« besprochen	im Lernort »Praxis« angeleitet	selbstständig praktiziert	Unterschrift (Praxisanleiter/-in)
Psychische Begleitung				
Begleitung bei Trauer				
Begleitung bei Depression				
Begleitung bei Angst				
Begleitung bei Schmerzen				
Umgang mit herausfordernden Verhaltensweisen				
Validation (Wertschätzung)				
Gespräche mit Angehörigen, Freunden				
Unterstützung pflegender Angehöriger				

Lernfeld 2.2: Alte Menschen bei der Wohnraum- und Wohnumfeldgestaltung unterstützen

Tätigkeitskatalog	im Lernort »Schule« besprochen	im Lernort »Praxis« angeleitet	selbstständig praktiziert	Unterschrift (Praxisanleiter/-in)
Haushaltsunterstützung				
Hilfe bei der Haushaltsorganisation				
Hilfe bei der Haushaltshygiene				
Erfassen der Ess- und Trinkbiografie				
Einkaufshilfen				
Verpflegungssysteme, z. B. Essen auf Rädern				
Unterstützung der Wohnraumanpassung				
Unterstützung des barrierefreien Wohnens				

Lernfeld 2.3: Alte Menschen bei der Tagesgestaltung und bei selbstorganisierten Aktivitäten unterstützen

Tätigkeitskatalog	im Lernort »Schule« besprochen	im Lernort »Praxis« angeleitet	selbstständig praktiziert	Unterschrift (Praxisanleiter/-in)
Alltagsgestaltung/Aktivierung				
Flächengestaltung (Bilder, Plakate, Kollagen)				
Tischschmuck anfertigen (jahreszeitliche Dekoration)				
Plastisches Gestalten (Ton, Knetmasse, Pappmaschee)				
Gemeinsames Kochen, Backen				
Instrumente spielen, Singen, Musik				
Gesellschaftsspiele (Tischspiele)				
Gedächtnisspiele				
Kartenspiele				
Bewegungsspiele				
Seniorengymnastik (Übungsstunde)				
Behindertengerechter Sport (Animation)				
Kegeln (Spielleitung)				
Seniorentanz (Kreis-, Sitz-, Rollstuhltanz)				
Lesekreis, Diavortrag, Videoabend				
Gedächtnistraining				
Realitätsorientiertes Training				
10-Minuten-Aktivierung				
Meditation, Andacht, Gottesdienst				

Lernbereich 3: Rechtliche und institutionelle Rahmenbedingungen altenpflegerischer Arbeit

Lernfeld 3.1: Institutionelle und rechtliche Rahmenbedingungen beim altenpflegerischen Handeln berücksichtigen

Tätigkeitskatalog	im Lernort »Schule« besprochen	im Lernort »Praxis« angeleitet	selbstständig praktiziert	Unterschrift (Praxisanleiter/-in)
Sonstiges				
Schweigepflicht				
Datenschutzbestimmungen				
Umgang mit persönlichen und Wertgegenständen ...				
Angelegenheiten des Betreuungsrechts				
Patientenverfügung beachten				
Verhalten bei meldepflichtigen Erkrankungen				
Rezept- und Rundfunkgebührenbefreiung				

Tätigkeitskatalog	im Lernort »Schule« besprochen	im Lernort »Praxis« angeleitet	selbst- ständig praktiziert	Unterschrift (Praxis- anleiter/-in)
Abrechnungsformalitäten				
Mitwirkung bei der Einstufung in eine Pflegestufe				
Dienstplanung (z. B. Angabe der Theorie-Fehltage)				

Lernfeld 3.2: An qualitätssichernden Maßnahmen in der Altenpflege mitwirken

Tätigkeitskatalog	im Lernort »Schule« besprochen	im Lernort »Praxis« angeleitet	selbst- ständig praktiziert	Unterschrift (Praxis- anleiter/-in)
Qualitätssicherung				
Begleiten und Ausarbeiten der Visite				
Teilnahme an Qualitätszirkel				
Kontakt zum Heimbeirat				
Kontakt zur Heimaufsicht				
Kontakt zum MDK				
Verbraucherschutz				

Lernbereich 4: Altenpflege als Beruf

Lernfeld 4.1: Berufliches Selbstverständnis entwickeln

Tätigkeitskatalog	im Lernort »Schule« besprochen	im Lernort »Praxis« angeleitet	selbst- ständig praktiziert	Unterschrift (Praxis- anleiter/-in)
Kooperation mit anderen Berufen				
Krankengymnastik, Physio-, Ergotherapie				
Stomatherapeut/-in, Ernährungsberater/-in				
Podologe/Podologin				
Hausarzt, Facharzt, Notdienst, Notarzt, Konsilararzt				
Apotheker/-in, Sanitätsfachhandel				
Pflege- und Krankenkasse				
Hygienebeauftragte/-r				
Diätassistent/-in, Mitarbeiter aus Küche				
Friseur, Kosmetikerin, Fußpfleger/-in, ...				
Sozialdienst: Sozialarbeiter				
Familienangehörige, Freunde				
Betreuer/-in				
Seelsorge: Pastor, Priester, Seelsorger				

Lernfeld 4.2: Lernen lernen

Tätigkeitskatalog	im Lernort »Schule« besprochen	im Lernort »Praxis« angeleitet	selbstständig praktiziert	Unterschrift (Praxisanleiter/-in)
Ausbildungsbereitschaft				
Informationsrecherche (z. B. Fachliteratur, Internet)				
Zeitmanagement				
Mitschriften, Protokolle				
Ausbildungsdokumentation				

Lernfeld 4.3: Mit Krisen und schwierigen sozialen Situationen umgehen

Tätigkeitskatalog	im Lernort »Schule« besprochen	im Lernort »Praxis« angeleitet	selbstständig praktiziert	Unterschrift (Praxisanleiter/-in)
Umgang mit Konflikten				
Konfliktanalyse				
Konfliktlösungsstrategien (z. B. Konfliktgespräche)				
Berufliche Selbstreflexion*				
Mobbingprophylaxe (z. B. Ablehnen der Opferrolle)				
Gewaltprävention (Risikofaktoren)				

* mit positiven und verbesserungswürdigen Aspekten

Lernfeld 4.4: Die eigene Gesundheit erhalten und fördern

Tätigkeitskatalog	im Lernort »Schule« besprochen	im Lernort »Praxis« angeleitet	selbstständig praktiziert	Unterschrift (Praxisanleiter/-in)
Gesund arbeiten				
Rückenbewusstes Arbeiten				
Umgang mit Gefahrstoffen				
Arbeitsschutz, Unfallverhütung				
Umgang mit medizinisch-technischen Geräten				
Suchtprävention				
Stressprävention (Ausgleich)				
Supervision				

9 Einarbeitungsplan und Einarbeitungsnachweis

Einarbeitungsplan

Die Informationen, die bei Beschäftigungsbeginn auf Auszubildende und neue Mitarbeiter zukommen, sind sehr umfangreich. Aufgrund der Datenfülle besteht die Gefahr, dass wesentliche Inhalte untergehen. Um ein Informationsdefizit zu vermeiden, ist eine strukturierte und dokumentierte Einarbeitung wichtig. Diese Verfahrensweise trägt darüber hinaus zur Sicherung der Pflegequalität bei. Sie gewährleistet die verantwortungsvolle Durchführung der Pflegeaufgaben durch examinierte Pflegekräfte und Pflegeschüler.

Mithilfe einer *Einarbeitungscheckliste* kann die Einarbeitung koordiniert erfolgen. Die Liste dient als Grundlage und kann an die speziellen Bedingungen der Pflegeeinrichtung angepasst und entsprechend den individuellen Anforderungen erweitert/verändert werden. Hierzu dienen die freien Zeilenanteile der Checkliste.

Die Auszubildenden füllen die Liste gemeinsam mit den Praxisanleiter/-innen aus. Ist die kontinuierliche Zusammenarbeit zwischen Praxisanleiter und Auszubildendem nicht immer gewährleistet, kann die Einarbeitung durch andere examinierte Pflegekräfte erfolgen.

Zum Erfolg der Einarbeitung tragen *regelmäßige Gespräche* bei. Die Checkliste ist nicht als starrer Maßnahmenkatalog zu betrachten. Sie dient als Anhaltspunkt für die einzuarbeitenden Auszubildenden und die Praxisanleiter und trägt zur Transparenz bei.

Es ist nicht sinnvoll, den Einarbeitungsplan am ersten Arbeitstag vollständig auszufüllen. Angesichts der zahlreichen Einzelinhalte sollten die ersten drei Wochen des Einsatzes als *Einarbeitungszeit* betrachtet werden. In diesem Zeitraum sollten die entsprechenden Felder ausgefüllt werden. Wichtige Informationen werden in den Vordruck für das Vor- bzw. Zwischengespräch übernommen.

Für die Festlegung des Einarbeitungsziels und eine optimale Einarbeitung ist ein *konstruktives Umfeld* erforderlich. Daher sollte die Erarbeitung der Checkliste störungsfrei in möglichst ruhiger Umgebung erfolgen. Bei der Einarbeitung sollte eine entspannte Atmosphäre vorherrschen. Ein störendes Telefon beim Ausfüllen der Liste sowie eine unter Zeitdruck stattfindende Einarbeitung führen nicht zum erwünschten Ziel.

Einarbeitungsnachweis

	Information erhalten am/von (Datum/Pflegekraft)
Begrüßung/Vorstellung	
Mitarbeiter und Vorgesetzte (Pflegende, Stationsleitung, Pflegedienstleitung, Mitarbeiter anderer Berufsgruppen)	
Pflegebedürftige (Heimbewohner, Patienten, Senioren in Tagespflegeeinrichtungen)	
Heimleitung und Mitarbeiter der Verwaltung	
Demonstration der Räumlichkeiten	
Stationsübersicht, Dienstzimmer, Personal- und Umkleideräume, Personaltoilette, Lager, Geräteraum, ...	
Pflegebereich: Pflegezimmer, Wohnbereich (Appartements, ...), Gemeinschaftsraum, Patiententoilette, Wäsche-, Fäkalienraum, ...	
Sonstiges: Pforte, Kapelle, Therapieräume, ...	
Technische Einweisung	
Medizinische Geräte (Einweisung nach MedGV)	
Hilfsmittel wie Gehstützen, Rollstühle, Aufzüge ... (Übersicht, ggf. Einweisung)	
Telefonanlage (Telefonliste), EDV-Anlage, Softwareprogramme, ...	
Fuhrpark (Fahrzeuge)	
Erläuterungen zur Organisation	
Dienstplan (Arbeitszeiten, Pausenregelung, Wochenendeinteilung, Urlaub, Verhalten bei Krankheit ...)	
Verhalten im Notfall, Brandfall, Fluchtweg, Notfallplan	
Belegungsplan, Pflegetour (Straßenplan) im ambulanten Pflegedienst	
Kooperationspartner (Arzt, Physiotherapie, Fußpflege, Friseur, ...)	
Pflegebezogene Einarbeitung	
Institutionsträger, Pflegeleitbild, Pflegestandards	
Pflegeplanung, Dokumentationssystem	
Hygieneplan	
Aufnahme-, Entlassungsformalitäten	
Pflegehilfsmittel (Materialien für die Pflege)	

Auszubildende/r   Praxisanleiter/-in

10 Nachweis der Vor-, Zwischen- und Auswertungsgespräche

Gesprächsprotokoll der ___ praktischen Ausbildungsphase

Vorgespräch vom: _____ (möglichst vor oder kurze Zeit nach Einsatzbeginn)

Stellungnahme des Auszubildenden: An welchen Lernzielen soll gearbeitet werden?

_____
_____
_____
_____
_____

Stellungnahme der Praxisanleitung: An welchen Lernsituationen kann gearbeitet werden?

_____
_____
_____
_____
_____

Vereinbarter Termin für das **Zwischengespräch** am: _____

_____   _____
Auszubildende/r   Praxisanleiter/-in

Zwischengespräch vom: _____ (Termin nach der ersten Hälfte des Einsatzes)

Gemeinsame Reflexion: Welche Lernsituationen wurden geübt bzw. noch nicht geübt? Gibt es Probleme? Wie ist das Verhältnis zwischen Praxisanleiter/-in und Auszubildendem?

_____
_____
_____
_____
_____

Vereinbarter Termin für das **Auswertungsgespräch** am: _____
(Termin in den letzten Einsatztagen)

_____   _____
Auszubildende/r   Praxisanleiter/-in

Auswertung der ___ praktischen Ausbildungsphase

Auswertungsgespräch vom: _____ (Termin in den letzten Einsatztagen)

Reflexion der Lernziele während des gesamten Einsatzes:

Stellungnahme des Auszubildenden (positive/negative Aspekte)

_____
_____
_____
_____
_____
_____
_____
_____
_____

Stellungnahme der Praxisanleitung (positive/negative Aspekte)

_____
_____
_____
_____
_____
_____
_____
_____

Beurteilung (dem Ausbildungsstand entsprechend) nach dem Schulnotensystem:

_____

Die Note wird gemäß des Durchschnitts der praktischen Beurteilungen (▶ Kap. 14) ermittelt und mit der/dem Auszubildenden besprochen. Weicht die ermittelte Durchschnittsnote von der Gesamtbewertung der Praxisanleitung ab, kann diese die Note (mit entsprechender Begründung in den schriftlichen Bemerkungen) verändern.

_____   _____
Auszubildende/r   Bezeichnung der Praxiseinrichtung

_____   _____
Leiter/-in der Praxiseinrichtung   Praxisanleiter/-in

_____   _____
Stempel der Altenpflegeschule   Praxisbegleiter/-in

Kopiervorlage

11 Ausbildungsbericht

Nach den *Empfehlungen* des BIBB soll jede/r Auszubildende einen *wöchentlichen Bericht* über die erlernten Sachverhalte erstellen. Diese werden in einem Berichtsheft (Ordner oder Schnellhefter) gesammelt. Die Berichte sollen in regelmäßigen Abständen vom Ausbildungsbeauftragten gelesen und abgezeichnet werden. Die Ausbildungsberichte gelten als wichtige Rückmeldung über die Umsetzung der Ausbildungsinhalte und dienen als Grundlage für koordinierende Absprachen mit der ausbildenden Schule. [Lernzielorientiertes Curriculum für die praktische und theoretische Ausbildung auf der Grundlage des Berufsgesetzes für die Altenpflege (AltPflG): Bundesinstitut für Berufsbildung (Hrsg.) mit Unterstützung der Altenpflegeschulen des Bundeslandes Saarland]

Der nachfolgende Vordruck »Ausbildungsbericht« war bislang nicht vom Gesetzgeber vorgesehen. Stattdessen wurde in einigen der Ausbildungs- und Prüfungsordnungen der einzelnen Bundesländer ein Bericht oder eine Jahresarbeit gefordert. Dieser *Jahresbericht*, der durch den Praxisbegleiter zu beurteilen war, sollte jeweils nach Abschluss eines Abschnitts der berufspraktischen Ausbildung erstellt werden. Die Arbeiten orientierten sich i.d.R. an den sechs Schritten des Pflegeprozesses.

In der bundeseinheitlichen Ausbildungs- und Prüfungsverordnung wird keine Aussage bzgl. der Erstellung von Jahresarbeiten oder Praxisaufgaben getroffen. Angesichts der Verzahnung von Theorie und Praxis durch den fächerintegrativen Ansatz erscheint es dennoch sinnvoll, Auszubildende *authentisch über in der Praxis erlebten Lernsituationen* berichten zu lassen.

Eine gezielte Aufgabenstellung seitens der Schule ist für den theoretischen Lernerfolg bedeutsam. Sie ermöglicht den Auszubildenden allerdings nicht immer eine umfassende Darstellung der praktischen Tätigkeit. Unter diesem Aspekt erscheint das Verfassen von *Ausbildungsberichten* wesentlich authentischer und hinsichtlich des Lernerfolgs vorteilhafter.

Ausbildungsbericht

Praktische Ausbildungseinrichtung:
_____

Lernziele entsprechend Ausbildungsplan:
_____
_____
_____

Wochenbericht über die angeeigneten Fertigkeiten und Fähigkeiten

von _____ bis _____ :

_____
_____
_____
_____
_____
_____
_____
_____
_____
_____
_____
_____
_____
_____
_____
_____
_____
_____
_____
_____

_____   _____
Auszubildende/r   Praxisanleiter/-in

12 Einschätzung der pflegerischen Handlungskompetenz

Bitte diese Kopiervorlage pro praktischer Ausbildungsphase zweimal (für die/den Auszubildenden und für die Praxisanleitung) vervielfältigen. Kreuzen Sie jeweils eine der Schulnoten (1 bis 6) an:

Fachkompetenz — Der/die Schüler/-in ...	1	2	3	4	5	6
formuliert pflegerelevante Ressourcen						
formuliert pflegerelevante Pflegeprobleme (aktuell, potentiell)						
erklärt Fachbegriffe						
berichtet objektiv						
formuliert korrekte Nah- und Fernziele						
wählt adäquate Materialien und Pflegemaßnahmen aus						
führt die Pflegmaßnahmen korrekt durch						
beachtet die hygienischen Richtlinien						
beachtet die Vorgaben der Arbeitssicherheit						
beachtet einrichtungsinterne Vorgaben						
Durchschnittl. Gesamtnote der Fachkompetenz* =						

Methodenkompetenz — Der/die Schüler/-in ...	1	2	3	4	5	6
gestaltet den Arbeitsablauf und den Arbeitsplatz strukturiert						
verwendet Assessmentinstrumente und Checklisten						
setzt Prioritäten						
unterscheidet nicht relevante von relevanten Informationen						
handhabt das Dokumentationssystem sicher						
Durchschnittl. Gesamtnote der Methodenkompetenz* =						

Sozialkompetenz — Der/die Schüler/-in ...	1	2	3	4	5	6
kommuniziert verständlich und nachvollziehbar						
akzeptiert u. übt konstruktive Kritik; zeigt Gesprächsbereitschaft						
trifft die erforderlichen Absprachen im Team						
beachtet die Schweigepflicht						
bespricht die Pflegemaßnahmen mit dem Patienten						
fördert die Selbstständigkeit durch Aktivierung						
fördert die Wahrnehmungsfähigkeit						
erkennt Veränderungen (psychisch, physisch und sozial)						
stellt gezielte Rückfragen						
hält Nähe und Distanz im Gleichgewicht, wahrt die Intimsphäre						
Durchschnittl. Gesamtnote der Sozialkompetenz* =						

Personalkompetenz — Der/die Schüler/-in ...	1	2	3	4	5	6
kennt Handlungsgrenzen; subjektive u. objektive Daten ab						
tritt wertschätzend und respektvoll auf						
berücksichtigt biografische Daten						
akzeptiert Verhalten und Gefühle anderer						
passt Pflegehandlungen an die aktuelle Situation an						
Durchschnittl. Gesamtnote der Personalkompetenz* =						

* Summe der Noten dividiert durch Anzahl der Noten (durch die 10 bzw. 5 Kriterien)

Kopiervorlage

Unterteilt in Fach-, Methoden-, Personal- und Sozialkompetenz, werden nach Beendigung der praktischen Ausbildungsphase die Durchschnittsnoten (▶ Seite 53) auf diesen Scheiben markiert. Dann werden die vier markierten Punkte miteinander verbunden.

1. Praktische Ausbildungsphase vom _____ bis _____

Selbsteinschätzung (vom Auszubildenden auszufüllen)

Fachkompetenz		Methodenkompetenz
	6 5 4 3 2 1	
Personalkompetenz		Sozialkompetenz

Beurteilung (von der Praxisanleitung auszufüllen)

Fachkompetenz		Methodenkompetenz
	6 5 4 3 2 1	
Personalkompetenz		Sozialkompetenz

_____

Bezeichnung und Ort des Einsatz-/Fachbereiches (ggf. Stempel)

_____   _____

Unterschrift Praxisanleitung u./o. Pflegedienstleitung   Unterschrift Praxisbegleiter/-in u./o. Schulleitung

Unterteilt in Fach-, Methoden-, Personal- und Sozialkompetenz, werden nach Beendigung der praktischen Ausbildungsphase die Durchschnittsnoten (▶ Seite 53) auf diesen Scheiben markiert. Dann werden die vier markierten Punkte miteinander verbunden.

2. Praktische Ausbildungsphase vom _____ bis _____

Selbsteinschätzung (vom Auszubildenden auszufüllen)

Fachkompetenz	Methodenkompetenz
Personalkompetenz	Sozialkompetenz

Beurteilung (von der Praxisanleitung auszufüllen)

Fachkompetenz	Methodenkompetenz
Personalkompetenz	Sozialkompetenz

_____

Bezeichnung und Ort des Einsatz-/Fachbereiches (ggf. Stempel)

_____   _____

Unterschrift Praxisanleitung u./o. Pflegedienstleitung   Unterschrift Praxisbegleiter/-in u./o. Schulleitung

Unterteilt in Fach-, Methoden-, Personal- und Sozialkompetenz, wird nach Beendigung der praktischen Ausbildungsphase die Durchschnittsnote (▶ Seite 53) auf diesen Scheiben markiert. Dann werden die vier markierten Punkte miteinander verbunden.

3. Praktische Ausbildungsphase vom _____ bis _____

Selbsteinschätzung (vom Auszubildenden auszufüllen)

Fachkompetenz	Methodenkompetenz
Personalkompetenz	Sozialkompetenz

Beurteilung (von der Praxisanleitung auszufüllen)

Fachkompetenz	Methodenkompetenz
Personalkompetenz	Sozialkompetenz

_____

Bezeichnung und Ort des Einsatz-/Fachbereiches (ggf. Stempel)

_____   _____
Unterschrift Praxisanleitung u./o. Pflegedienstleitung   Unterschrift Praxisbegleiter/-in u./o. Schulleitung

Unterteilt in Fach-, Methoden-, Personal- und Sozialkompetenz, werden nach Beendigung der praktischen Ausbildungsphase die Durchschnittsnoten (▶ Seite 53) auf diesen Scheiben markiert. Dann werden die vier markierten Punkte miteinander verbunden.

4. Praktische Ausbildungsphase vom _____ bis _____

Selbsteinschätzung (vom Auszubildenden auszufüllen)

Fachkompetenz	Methodenkompetenz
Personalkompetenz	Sozialkompetenz

Beurteilung (von der Praxisanleitung auszufüllen)

Fachkompetenz	Methodenkompetenz
Personalkompetenz	Sozialkompetenz

_____

Bezeichnung und Ort des Einsatz-/Fachbereiches (ggf. Stempel)

_____   _____

Unterschrift Praxisanleitung u./o. Pflegedienstleitung   Unterschrift Praxisbegleiter/-in u./o. Schulleitung

Unterteilt in Fach-, Methoden-, Personal- und Sozialkompetenz, wird nach Beendigung der praktischen Ausbildungsphase die Durchschnittsnote (▶ Seite 53) auf diesen Scheiben markiert. Dann werden die vier markierten Punkte miteinander verbunden.

5. Praktische Ausbildungsphase vom _____ bis _____

Selbsteinschätzung (vom Auszubildenden auszufüllen)

Fachkompetenz	Methodenkompetenz
Personalkompetenz	Sozialkompetenz

Beurteilung (von der Praxisanleitung auszufüllen)

Fachkompetenz	Methodenkompetenz
Personalkompetenz	Sozialkompetenz

_____

Bezeichnung und Ort des Einsatz-/Fachbereiches (ggf. Stempel)

_____   _____

Unterschrift Praxisanleitung u./o. Pflegedienstleitung   Unterschrift Praxisbegleiter/-in u./o. Schulleitung

Unterteilt in Fach-, Methoden-, Personal- und Sozialkompetenz, werden nach Beendigung der praktischen Ausbildungsphase die Durchschnittsnoten (▶ Seite 53) auf diesen Scheiben markiert. Dann werden die vier markierten Punkte miteinander verbunden.

6. Praktische Ausbildungsphase vom _____ bis _____

Selbsteinschätzung (vom Auszubildenden auszufüllen)

Fachkompetenz	Methodenkompetenz
Personalkompetenz	Sozialkompetenz

Beurteilung (von der Praxisanleitung auszufüllen)

Fachkompetenz	Methodenkompetenz
Personalkompetenz	Sozialkompetenz

_____

Bezeichnung und Ort des Einsatz-/Fachbereiches (ggf. Stempel)

_____   _____
Unterschrift Praxisanleitung u./o. Pflegedienstleitung   Unterschrift Praxisbegleiter/-in u./o. Schulleitung

Unterteilt in Fach-, Methoden-, Personal- und Sozialkompetenz, wird nach Beendigung der praktischen Ausbildungsphase die Durchschnittsnote (▶ Seite 53) auf diesen Scheiben markiert. Dann werden die vier markierten Punkte miteinander verbunden.

7. Praktische Ausbildungsphase vom _____ bis _____

Selbsteinschätzung (vom Auszubildenden auszufüllen)

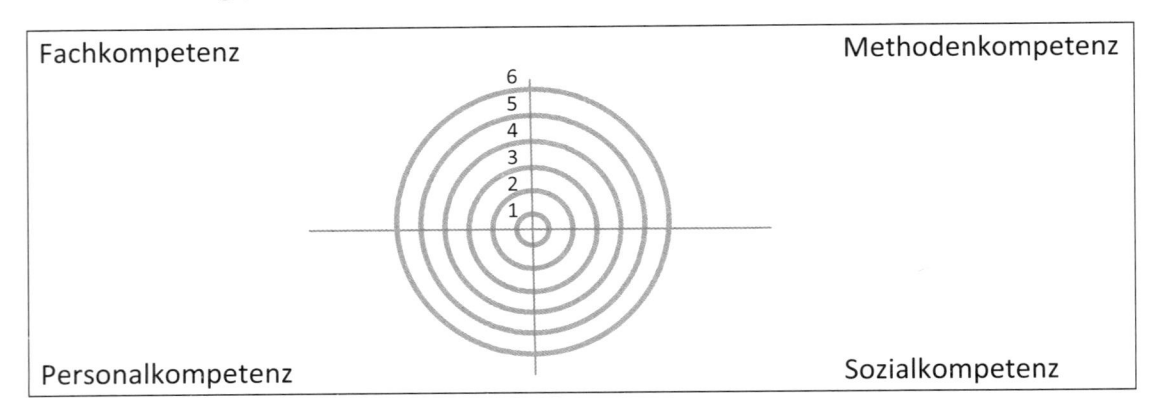

Fachkompetenz	Methodenkompetenz
Personalkompetenz	Sozialkompetenz

Beurteilung (von der Praxisanleitung auszufüllen)

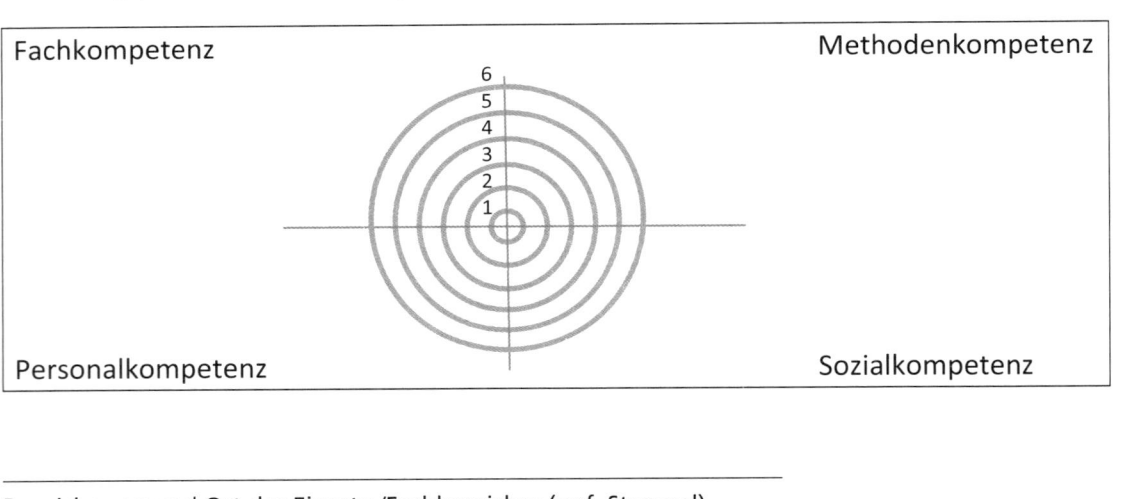

Fachkompetenz	Methodenkompetenz
Personalkompetenz	Sozialkompetenz

_____

Bezeichnung und Ort des Einsatz-/Fachbereiches (ggf. Stempel)

_____   _____
Unterschrift Praxisanleitung u./o. Pflegedienstleitung   Unterschrift Praxisbegleiter/-in u./o. Schulleitung

Unterteilt in Fach-, Methoden-, Personal- und Sozialkompetenz, werden nach Beendigung der praktischen Ausbildungsphase die Durchschnittsnoten (▶ Seite 53) auf diesen Scheiben markiert. Dann werden die vier markierten Punkte miteinander verbunden.

8. Praktische Ausbildungsphase vom _____ bis _____

Selbsteinschätzung (vom Auszubildenden auszufüllen)

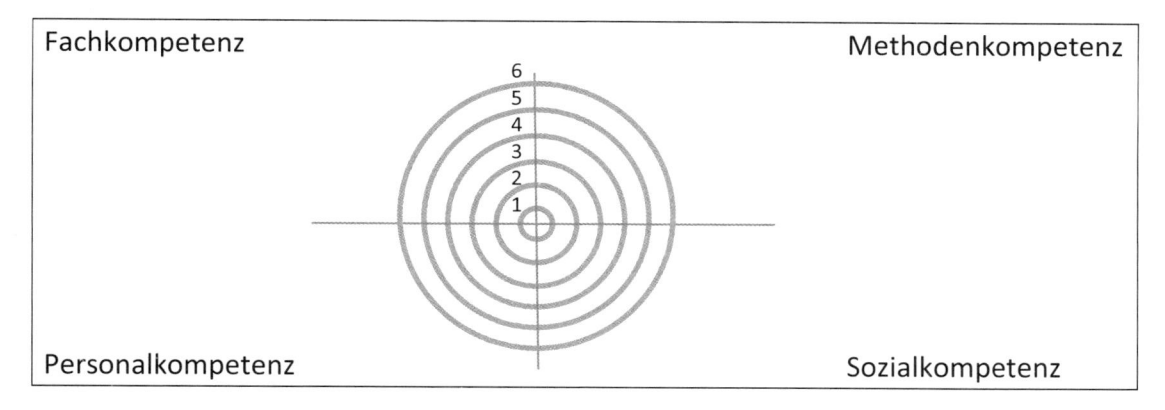

Fachkompetenz	Methodenkompetenz
Personalkompetenz	Sozialkompetenz

Beurteilung (von der Praxisanleitung auszufüllen)

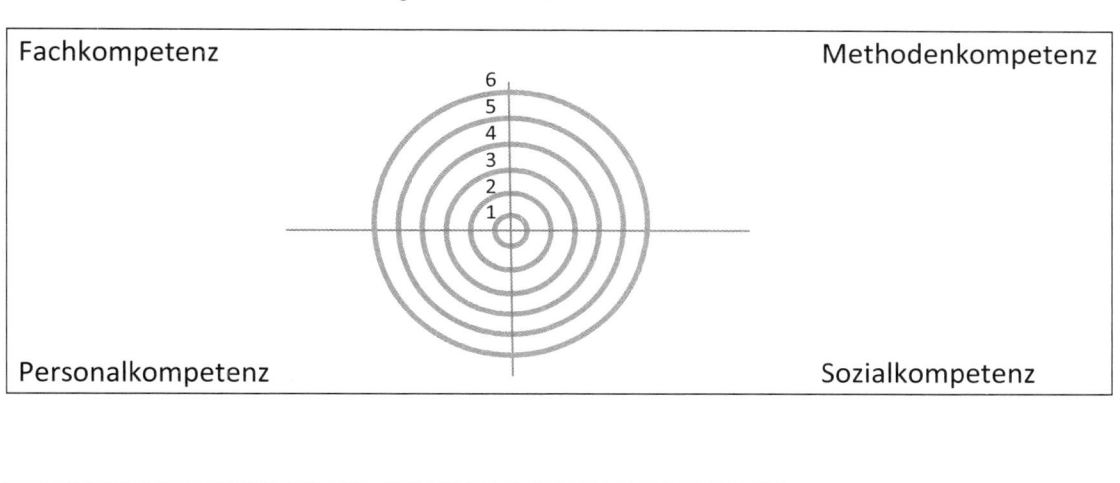

Fachkompetenz	Methodenkompetenz
Personalkompetenz	Sozialkompetenz

_____

Bezeichnung und Ort des Einsatz-/Fachbereiches (ggf. Stempel)

_____ _____

Unterschrift Praxisanleitung u./o. Pflegedienstleitung   Unterschrift Praxisbegleiter/-in u./o. Schulleitung

Unterteilt in Fach-, Methoden-, Personal- und Sozialkompetenz, wird nach Beendigung der praktischen Ausbildungsphase die Durchschnittsnote (▶ Seite 53) auf diesen Scheiben markiert. Dann werden die vier markierten Punkte miteinander verbunden.

9. **Praktische Ausbildungsphase** vom _____ bis _____

Selbsteinschätzung (vom Auszubildenden auszufüllen)

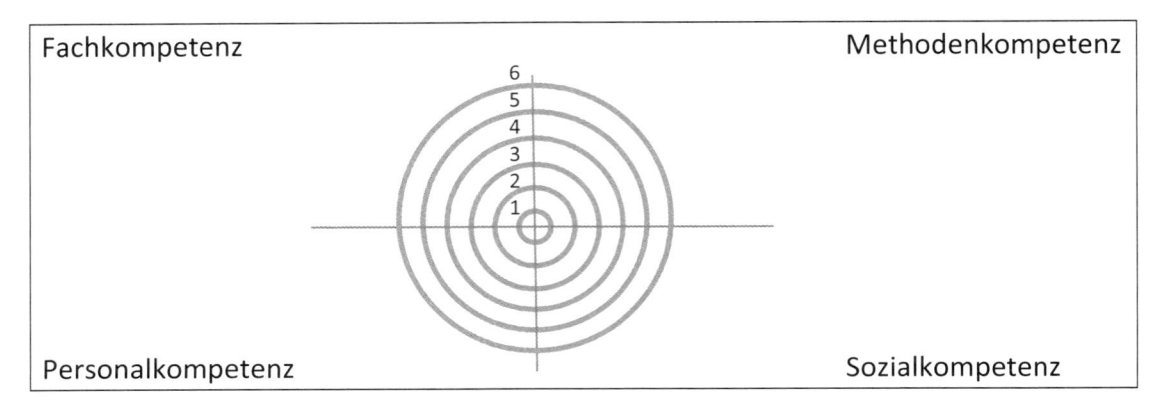

Fachkompetenz	Methodenkompetenz
Personalkompetenz	Sozialkompetenz

Beurteilung (von der Praxisanleitung auszufüllen)

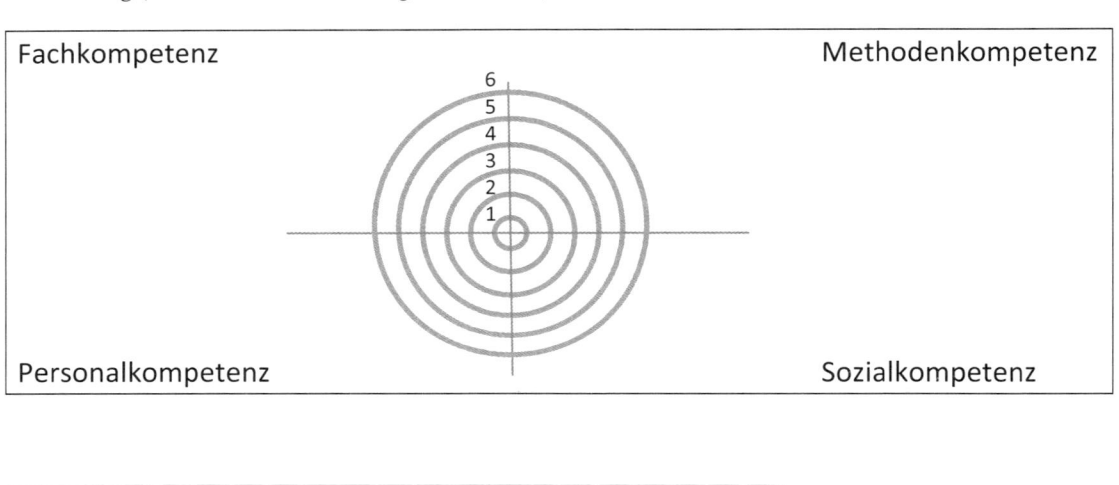

Fachkompetenz	Methodenkompetenz
Personalkompetenz	Sozialkompetenz

_____

Bezeichnung und Ort des Einsatz-/Fachbereiches (ggf. Stempel)

_____   _____
Unterschrift Praxisanleitung u./o. Pflegedienstleitung   Unterschrift Praxisbegleiter/-in u./o. Schulleitung

Unterteilt in Fach-, Methoden-, Personal- und Sozialkompetenz, werden nach Beendigung der praktischen Ausbildungsphase die Durchschnittsnoten (▶ Seite 53) auf diesen Scheiben markiert. Dann werden die vier markierten Punkte miteinander verbunden.

10. Praktische Ausbildungsphase vom _____ bis _____

Selbsteinschätzung (vom Auszubildenden auszufüllen)

Fachkompetenz		Methodenkompetenz
	6 5 4 3 2 1	
Personalkompetenz		Sozialkompetenz

Beurteilung (von der Praxisanleitung auszufüllen)

Fachkompetenz		Methodenkompetenz
	6 5 4 3 2 1	
Personalkompetenz		Sozialkompetenz

_____

Bezeichnung und Ort des Einsatz-/Fachbereiches (ggf. Stempel)

_____   _____
Unterschrift Praxisanleitung u./o. Pflegedienstleitung   Unterschrift Praxisbegleiter/-in u./o. Schulleitung

Unterteilt in Fach-, Methoden-, Personal- und Sozialkompetenz, wird nach Beendigung der praktischen Ausbildungsphase die Durchschnittsnote (▶ Seite 53) auf diesen Scheiben markiert. Dann werden die vier markierten Punkte miteinander verbunden.

11. Praktische Ausbildungsphase vom _____ bis _____

Selbsteinschätzung (vom Auszubildenden auszufüllen)

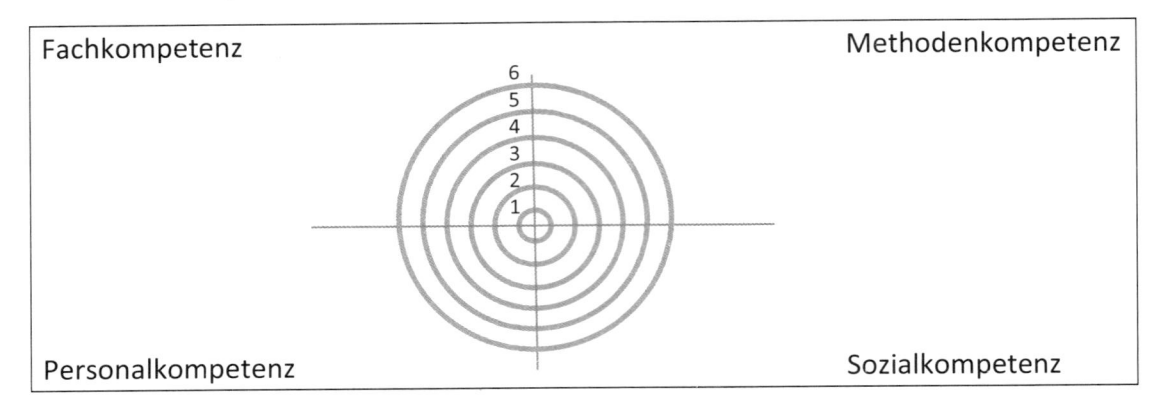

Fachkompetenz	Methodenkompetenz
Personalkompetenz	Sozialkompetenz

Beurteilung (von der Praxisanleitung auszufüllen)

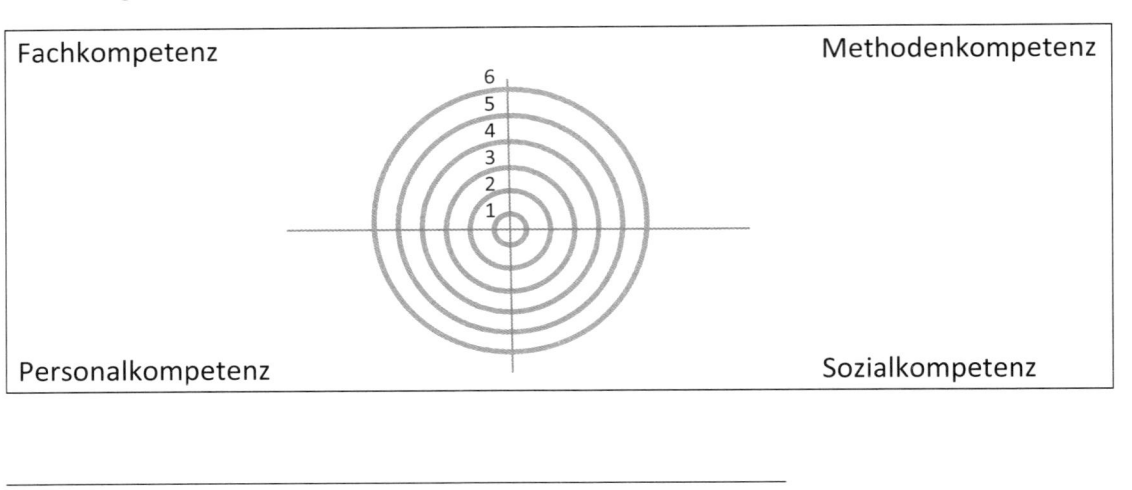

Fachkompetenz	Methodenkompetenz
Personalkompetenz	Sozialkompetenz

_____

Bezeichnung und Ort des Einsatz-/Fachbereiches (ggf. Stempel)

_____   _____

Unterschrift Praxisanleitung u./o. Pflegedienstleitung   Unterschrift Praxisbegleiter/-in u./o. Schulleitung

Unterteilt in Fach-, Methoden-, Personal- und Sozialkompetenz, werden nach Beendigung der praktischen Ausbildungsphase die Durchschnittsnoten (► Seite 53) auf diesen Scheiben markiert. Dann werden die vier markierten Punkte miteinander verbunden.

12. Praktische Ausbildungsphase vom _____ bis _____

Selbsteinschätzung (vom Auszubildenden auszufüllen)

Fachkompetenz	Methodenkompetenz
Personalkompetenz	Sozialkompetenz

Beurteilung (von der Praxisanleitung auszufüllen)

Fachkompetenz	Methodenkompetenz
Personalkompetenz	Sozialkompetenz

_____

Bezeichnung und Ort des Einsatz-/Fachbereiches (ggf. Stempel)

_____   _____

Unterschrift Praxisanleitung u./o. Pflegedienstleitung   Unterschrift Praxisbegleiter/-in u./o. Schulleitung

Unterteilt in Fach-, Methoden-, Personal- und Sozialkompetenz, wird nach Beendigung der praktischen Ausbildungsphase die Durchschnittsnote (▶ Seite 53) auf diesen Scheiben markiert. Dann werden die vier markierten Punkte miteinander verbunden.

13. Praktische Ausbildungsphase vom _____ bis _____

Selbsteinschätzung (vom Auszubildenden auszufüllen)

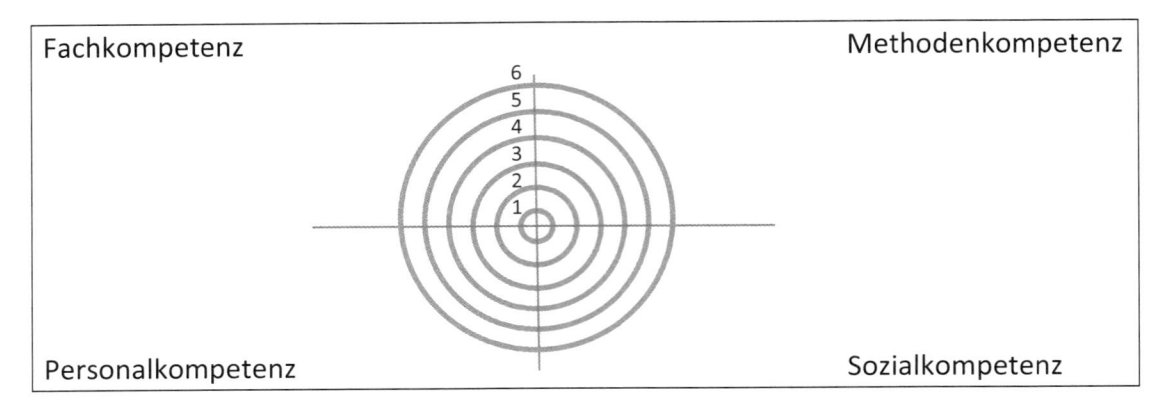

Fachkompetenz		Methodenkompetenz
	(Zielscheibe 1–6)	
Personalkompetenz		Sozialkompetenz

Beurteilung (von der Praxisanleitung auszufüllen)

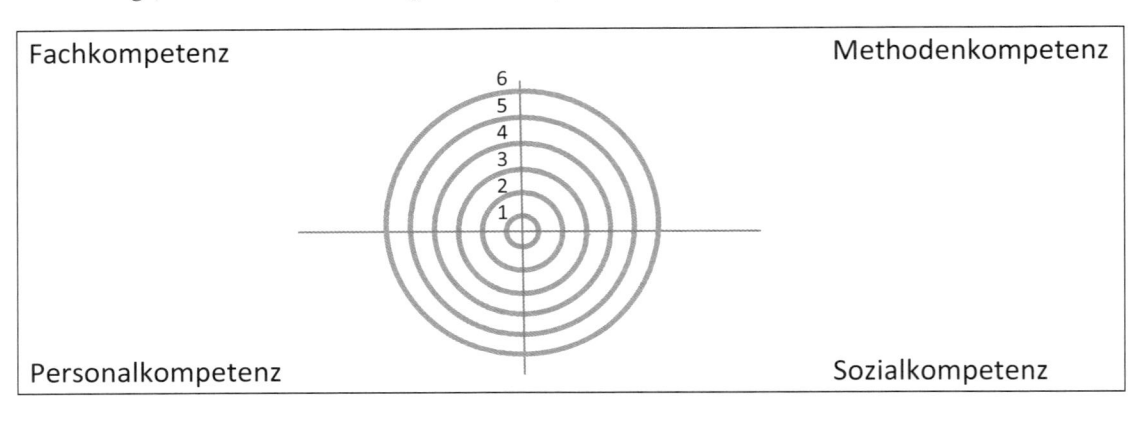

Fachkompetenz		Methodenkompetenz
	(Zielscheibe 1–6)	
Personalkompetenz		Sozialkompetenz

_____
Bezeichnung und Ort des Einsatz-/Fachbereiches (ggf. Stempel)

_____   _____
Unterschrift Praxisanleitung u./o. Pflegedienstleitung   Unterschrift Praxisbegleiter/-in u./o. Schulleitung

Unterteilt in Fach-, Methoden-, Personal- und Sozialkompetenz, werden nach Beendigung der praktischen Ausbildungsphase die Durchschnittsnoten (▶ Seite 53) auf diesen Scheiben markiert. Dann werden die vier markierten Punkte miteinander verbunden.

14. Praktische Ausbildungsphase vom _____ bis _____

Selbsteinschätzung (vom Auszubildenden auszufüllen)

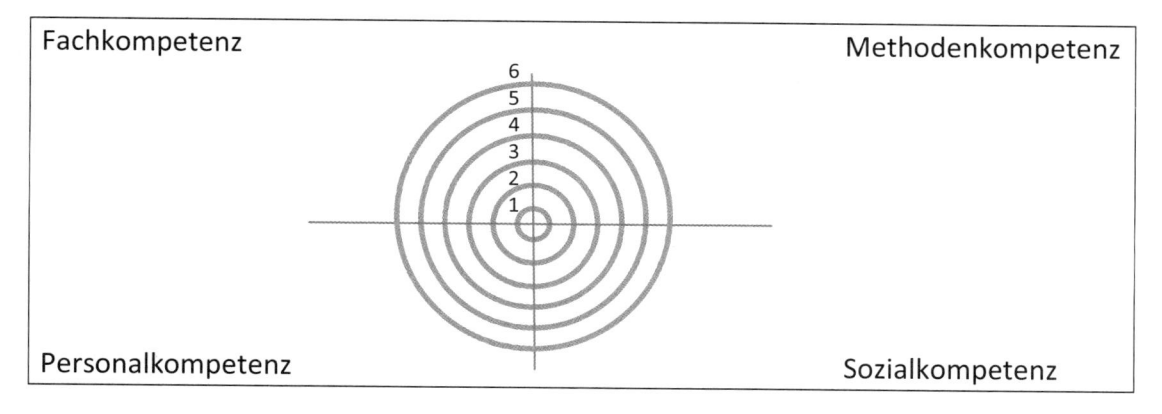

Fachkompetenz	Methodenkompetenz
Personalkompetenz	Sozialkompetenz

Beurteilung (von der Praxisanleitung auszufüllen)

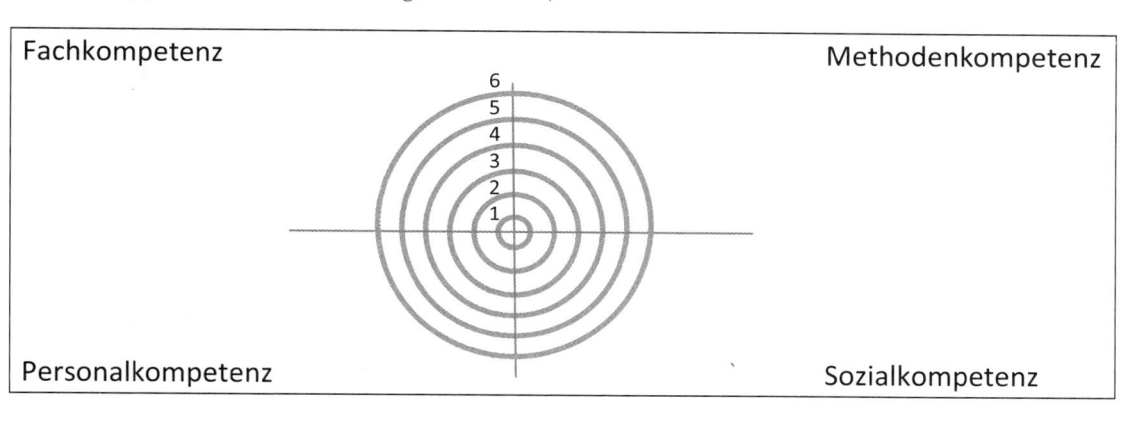

Fachkompetenz	Methodenkompetenz
Personalkompetenz	Sozialkompetenz

_____

Bezeichnung und Ort des Einsatz-/Fachbereiches (ggf. Stempel)

_____ _____

Unterschrift Praxisanleitung u./o. Pflegedienstleitung   Unterschrift Praxisbegleiter/-in u./o. Schulleitung

Unterteilt in Fach-, Methoden-, Personal- und Sozialkompetenz, wird nach Beendigung der praktischen Ausbildungsphase die Durchschnittsnote (▶ Seite 53) auf diesen Scheiben markiert. Dann werden die vier markierten Punkte miteinander verbunden.

15. Praktische Ausbildungsphase vom _____ bis _____

Selbsteinschätzung (vom Auszubildenden auszufüllen)

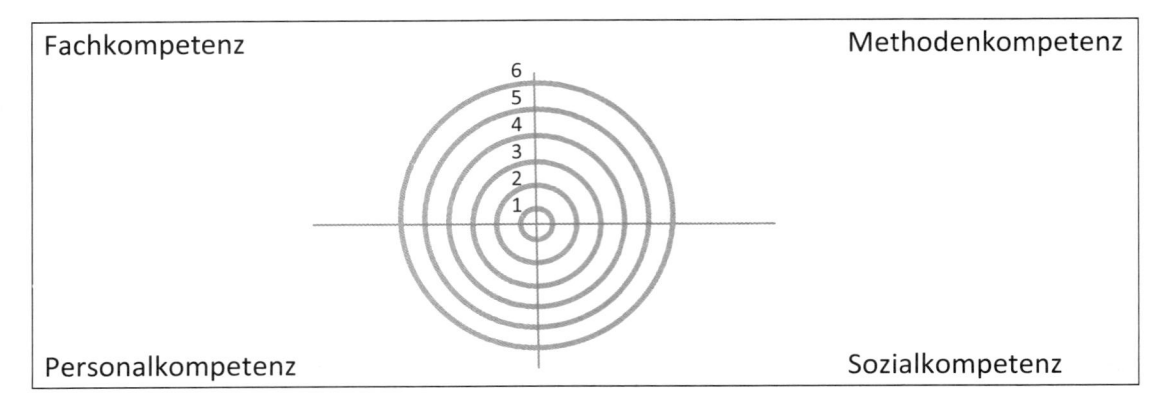

Fachkompetenz	Methodenkompetenz
Personalkompetenz	Sozialkompetenz

Beurteilung (von der Praxisanleitung auszufüllen)

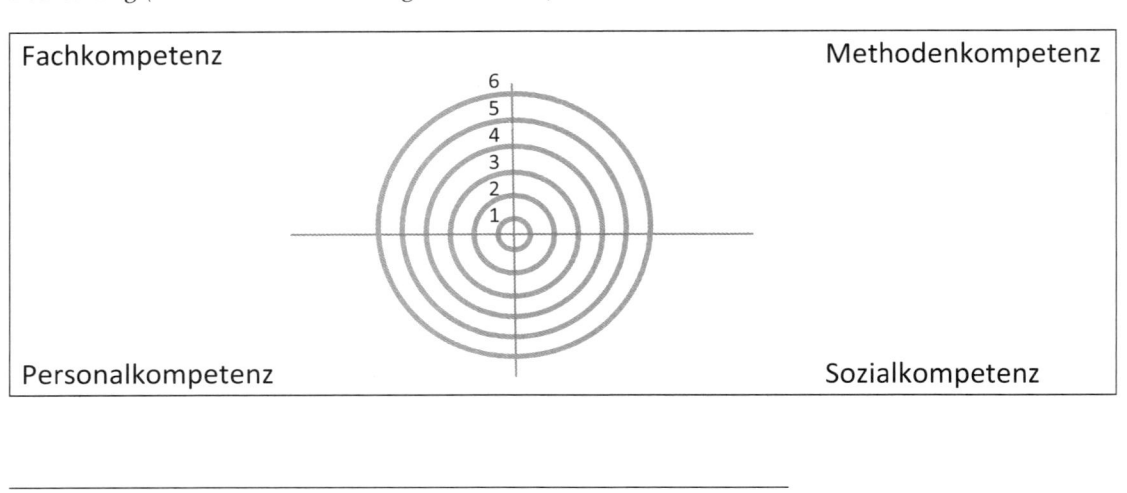

Fachkompetenz	Methodenkompetenz
Personalkompetenz	Sozialkompetenz

_____

Bezeichnung und Ort des Einsatz-/Fachbereiches (ggf. Stempel)

_____ _____

Unterschrift Praxisanleitung u./o. Pflegedienstleitung   Unterschrift Praxisbegleiter/-in u./o. Schulleitung

Unterteilt in Fach-, Methoden-, Personal- und Sozialkompetenz, werden nach Beendigung der praktischen Ausbildungsphase die Durchschnittsnoten (▶ Seite 53) auf diesen Scheiben markiert. Dann werden die vier markierten Punkte miteinander verbunden.

16. Praktische Ausbildungsphase vom _____ bis _____

Selbsteinschätzung (vom Auszubildenden auszufüllen)

Fachkompetenz	Methodenkompetenz
Personalkompetenz	Sozialkompetenz

Beurteilung (von der Praxisanleitung auszufüllen)

Fachkompetenz	Methodenkompetenz
Personalkompetenz	Sozialkompetenz

_____

Bezeichnung und Ort des Einsatz-/Fachbereiches (ggf. Stempel)

_____   _____

Unterschrift Praxisanleitung u./o. Pflegedienstleitung   Unterschrift Praxisbegleiter/-in u./o. Schulleitung

13 Praxisaufgaben

Wenn zur Darstellung der praktischen Ausbildung eine Praxisaufgabe gestellt werden soll, sollte sie sich auf die jeweiligen Praxiseinsatz der Auszubildenden beziehen. Während der ersten praktischen Ausbildungsphase steht die Direkte Pflege im Vordergrund, so dass die Praxisaufgaben für alle Schüler/-innen identisch sind. In den späteren speziellen Einsätzen sind die Praxisaufgaben unterschiedlich. Hinsichtlich der praktischen Umsetzung der Pflegeplanung ist eine Orientierung an den sechs Schritten des Pflegeprozesses sinnvoll. Hier einige Beispiele:

Beispiele

Direkte Pflege

1. Welche Maßnahmen der Vitalzeichenkontrolle erfolgen in Ihrer Praxiseinrichtung? Erläutern Sie eine Maßnahme hinsichtlich der kontinuierlichen Krankenbeobachtung.
2. Erklären Sie die Inhalte und die Ziele des Hygieneplans Ihrer Praxiseinrichtung. Welche Aufgaben übernehmen Sie während Ihres Praktikums davon?
3. Berichten Sie über die Vorbereitung, Durchführung und Nachbereitung der Ganzkörperpflege bei einem alten kranken Menschen aus Ihrer Pflegeeinrichtung, den Sie versorgt haben.
4. Welche Prophylaxen haben Sie in Ihrer Praxiseinrichtung durchgeführt? Beschreiben Sie die praktische Durchführung einer Prophylaxe Ihrer Wahl ausführlicher.
5. Warum ist eine ausgewogene Ernährung für den alten Menschen besonders wichtig? Welche Kostformen werden in Ihrer Pflegeeinrichtung angeboten? Welchen Pflegebedürftigen können Sie diese Kostformen jeweils empfehlen?
6. Planen Sie schriftlich eine »Übungsstunde« (ca. 15 Minuten) zur Seniorengymnastik in der Tagespflege.
7. Reflektieren Sie schriftlich eine von Ihnen durchgeführte Morgenrunde in der Tagespflege.

Spezielle Pflege

1. Welche Wundversorgungsmaterialien werden in Ihrer Praxiseinrichtung bevorzugt? Erklären Sie den Verbandwechsel bei einem Pflegebedürftigen, dessen Wunde Sie versorgt haben.
2. Beschreiben Sie die Applikation einer Injektion hinsichtlich der Aspekte: Verantwortungsfähigkeit, Hygiene, Materialien, Technik und Krankenbeobachtung.
3. Erläutern Sie die Ziele und die Durchführung des Harnblasenkatheterismus (Urologie).
4. Berichten Sie über Ihre praktischen Erfahrungen mit dem Krankheitsbild Schlaganfall. Berücksichtigen Sie dabei die Symptome, die Diagnostik, die Therapie und die Pflege.
5. Wie können Sie die Orientierung von Demenzkranken in Ihrer Praxiseinrichtung einschätzen und wieweit können Sie dabei das Realitätsorientierte Training umsetzen?

Orientierung an den sechs Schritten des Pflegeprozesses

1. Verfassen Sie eine Pflegeanamnese für einen Pflegebedürftigen aus Ihrer Praxiseinrichtung.
2. Formulieren Sie die Ressourcen und Pflegeprobleme von einem Pflegebedürftigen aus Ihrer Praxiseinrichtung.
3. Legen Sie die Pflegeziele für einen Pflegebedürftigen aus Ihrer Pflegeeinrichtung fest.
4. Planen Sie die Maßnahmen für einen Pflegebedürftigen aus Ihrer Praxiseinrichtung.
5. Schreiben Sie einen Pflegebericht von der Pflegedurchführung bei einem Pflegebedürftigen aus Ihrer Praxiseinrichtung.
6. Schreiben Sie ein Protokoll von der Pflegevisite (Pflegeevaluation) bei einem Pflegebedürftigen aus Ihrer Praxiseinrichtung.

Wichtig: Für alle Aufgaben gilt der Datenschutz. Die Schüler/-innen werden angewiesen, keine Namen auszuschreiben, sondern jeweils nur den Anfangsbuchstaben anzugeben.

14 Beurteilungen einzelner Praxismodule

Beurteilung der ____ praktischen Ausbildungsphase
Schwerpunkt: **Direkte Pflege (1. Teil)**

	1. Arbeitsweise	1	2	3	4	5	6	Ø
Der/die Auszubildende	plant und organisiert sorgfältig							
	stellt klare und präzise Fragen							
	geht mit Störungen im Arbeitsablauf situationsgerecht um							
	arbeitet bewohner-/patientenorientiert							
	beachtet die Wirtschaftlichkeit im Umgang mit Material							
	ist bereit, neue Methoden und Materialien einzusetzen							
	kennt und beachtet die Schweigepflicht							
	kann Neues auffassen							
	setzt erlerntes theoretisches Wissen in die Praxis um							
	ist in der Lage, sich auf die Arbeit zu konzentrieren							
	zeigt Interesse an der Tätigkeit							
	2. Sozialverhalten/Verhalten im Team	1	2	3	4	5	6	Ø
Der/die Auszubildende	akzeptiert konstruktive Kritik							
	ist zu produktiver Zusammenarbeit mit anderen fähig							
	übt konstruktive Kritik							
	beachtet die Anforderungen an die persönliche Hygiene							
	erkennt eigene Grenzen und kann damit umgehen							
	3. Sozialpflegerische Fähigkeiten	1	2	3	4	5	6	Ø
Der/die Auszubildende	erkennt seelische und soziale Bedürfnisse							
	zeigt Einfühlungsvermögen							
	erkennt soziale und psychische Veränderungen							
	berücksichtigt biografische Daten							
	kann Gruppen betreuen							
	fördert die Selbstständigkeit durch Aktivierung							
	fördert die Wahrnehmungsfähigkeit							
	4. Kommunikation und Kontakt mit alten Menschen	1	2	3	4	5	6	Ø
Der/die Auszubildende	baut Beziehungen zu alten Menschen auf							
	beachtet die Persönlichkeit des alten Menschen							
	spricht mit Mitarbeitern und Betagten angemessen und verständlich							
	kann mit alten Menschen situationsadäquate Gespräche führen							
	5. Umsetzung des Pflegeprozesses	1	2	3	4	5	6	Ø
Der/die Auszubildende sammelt gezielt Informationen aus vorhandenen Quellen								
	erfasst Probleme und Ressourcen vollständig							
	formuliert korrekte Nah- und Fernziele							
	plant die Pflegemaßnahmen fachlich richtig und vollständig							
	schreibt den Pflegebericht übersichtlich und sachlich korrekt							
	wertet die Pflege aus, überprüft deren Durchführung und Wirkung							

Ø keine Übungsmöglichkeit

Kopiervorlage

Beurteilung der _____ praktischen Ausbildungsphase

Schwerpunkt: **Direkte Pflege (2. Teil)**

6. Fachliche Kenntnisse und Fertigkeiten a) Beobachtung	1	2	3	4	5	6	Ø
Hautzustand							
Schlaf-/Wachrhythmus							
Ess- und Trinkverhalten							
Vitalzeichen							
Urin- und Stuhlausscheidung							
b) Körperpflege und Kleidung	1	2	3	4	5	6	Ø
Hilfestellung bei der Ganzkörperwaschung							
Hilfestellung beim Duschen und Baden							
Baden mit Liftereinsatz							
Mundpflege/Prothesenpflege							
Hilfestellung beim An- und Auskleiden							
c) Prophylaxen	1	2	3	4	5	6	Ø
Intertrigoprophylaxe							
Dekubitusprophylaxe							
Thromboembolieprophylaxe							
Kontrakturprophylaxe							
Sturzprophylaxe							
Pneumonieprophylaxe							
Soor- und Parotitisprophylaxe							
Aspirationsprophylaxe							
Obstipationsprophylaxe							
Zystitisprophylaxe							
Dehydratationsprophylaxe							
Schmerzprophylaxe							
Desorientierungsprophylaxe							
d) Betten und Lagerung	1	2	3	4	5	6	Ø
Hygiene beim Betten							
Oberkörperhochlagerung							
Antidekubituslagerungen (Weich-, Speziallagerungen, Mikrostimulation, ...)							
Rücken- und Bauchlagerungen							
Seitenlagerungen (30°-, 135°-Seitenlagerung)							
Notfalllagerungen (Antitrendlenburglagerung, ...)							
e) Mobilisation	1	2	3	4	5	6	Ø
Durchführung von Transfers							
Rückenbewusste Arbeitsweise							
Umgang mit dem Rollstuhl							
Umgang mit Gehwagen und Rollator							
Umgang mit dem Lifter							
Unterstützung beim Gehen							
Motivation zur Mobilisation, Fördern der Eigenständigkeit							
f) Nahrungsaufnahme	1	2	3	4	5	6	Ø
mundgerechte, appetitliche Zubereitung der Mahlzeiten							
Geduld und Einfühlungsvermögen beim Reichen der Mahlzeiten							
Kontrolle und Unterstützung des Schluckaktes							
korrekte Vorgehensweise bei der Flüssigkeitsbilanzierung							

Ø keine Übungsmöglichkeit

Beurteilung der ____ praktischen Ausbildungsphase

Schwerpunkt: **Spezielle Pflege (1. Teil)**

Während des Einsatzes konnten spezielle Pflegemaßnahmen in folgenden Pflegesituationen vermittelt und erlernt werden (bitte ankreuzen):

- ☐ Diabetes mellitus
- ☐ Zerebralsklerose
- ☐ Schlaganfall
- ☐ Herzinsuffizienz/Herzinfarkt
- ☐ Thrombose/Embolie
- ☐ Morbus Parkinson
- ☐ Tumor-, Karzinomerkrankung
- ☐ Pneumonie
- ☐ Asthma bronchiale
- ☐ _____

1. Vitalzeichen-/Blutzuckerkontrolle	1	2	3	4	5	6	Ø
Der/die Auszubildende führt Vitalzeichen- und BZ-Kontrollen korrekt durch							
leitet bei abweichenden Werten entsprechende Maßnahmen ein							

2. Injektionen	1	2	3	4	5	6	Ø
Der/die Auszubildende bereitet Injektionen hygienisch und fachgerecht vor							
führt die subkutane Injektion korrekt durch							
führt die intramuskuläre Injektion korrekt durch							
entsorgt das Material sachgerecht							

3. Infusionen	1	2	3	4	5	6	Ø
Der/die Auszubildende bereitet Infusionen hygienisch und fachgerecht vor							
führt die Überwachung der Infusionstherapie selbstständig durch							
beobachtet den venösen Zugang auf Veränderungen							
entfernt die Venenkanüle korrekt							

4. Sauerstofftherapie	1	2	3	4	5	6	Ø
Der/die Auszubildende informiert den Patienten und bereitet ihn vor							
bereitet das Sauerstoffgerät vollständig und korrekt zum Gebrauch vor							
kontrolliert die Sauerstoffdosierung und die Dauer der Verabreichung							
beobachtet die Atmung und erkennt Veränderungen							
bedient das Sauerstoffgerät korrekt							

5. Absaugen	1	2	3	4	5	6	Ø
Der/die Auszubildende informiert den Patienten und bereitet ihn vor							
bereitet das Absauggerät vollständig und korrekt zum Gebrauch vor							
führt das orale und/oder nasale Absaugen korrekt durch							
entsorgt das Material sachgerecht							

6. Wundbehandlung	1	2	3	4	5	6	Ø
Der/die Auszubildende beobachtet und beurteilt Wundheilungsprozesse							
führt Maßnahmen zur Unterstützung der Wundheilung durch							
beachtet die Prinzipien des aseptischen und septischen Verbandwechsels							

Ø keine Übungsmöglichkeit

Kopiervorlage

Beurteilung der ____ praktischen Ausbildungsphase

Schwerpunkt: **Spezielle Pflege (2. Teil)**

7. Unterstützung bei der Darmentleerung	1	2	3	4	5	6	Ø
Der/die Auzubildende beobachtet und beurteilt die Stuhlausscheidung							
erkennt Veränderungen bei der Stuhlausscheidung							
führt Maßnahmen zur Darmentleerung (Einlauf, Klistier) korrekt durch							

8. Enterale Ernährung	1	2	3	4	5	6	Ø
Der/die Auzubildende bereitet die Sondenkost hygienisch und korrekt vor							
bereitet den Patienten vor, beobachtet und betreut ihn							
kontrolliert die Durchgängigkeit und Funktion der Sonde							
verabreicht Medikamente über die Sonde							
bedient die Ernährungspumpe richtig							
versorgt die PEG-Wunde fachgerecht und beurteilt die Wundsituation							

9. Harnblasenkatheterismus	1	2	3	4	5	6	Ø
Der/die Auzubildende bereitet das Material vor und informiert den Patienten							
assistiert sicher bei der Durchführung							
führt die Kathetersierung selbstständig korrekt durch							
beachtet hygienische Kautelen im Umgang mit dem Urinableitungssystem							
beobachtet die Urinausscheidung (Menge, Aussehen) und die Katheterfunktion							
versorgt den transurethralen Dauerkatheter unter hygienischen Kautelen							
wechselt den Verband beim suprapubischen Katheter korrekt							

10. Umgang mit Arzneimitteln	1	2	3	4	5	6	Ø
Der/die Auzubildende bereitet Medikamente nach ärztlicher Anordnung vor							
berücksichtigt bei der Verabreichung von Arzneimitteln die R-Regel							
beobachtet Arzneimittelwirkung und Nebenwirkungen am Patienten							

11. Berichterstattung und Dokumentation	1	2	3	4	5	6	Ø
Der/die Auzubildende nimmt aktiv an Übergaben und Teamsitzungen teil							
gibt Beobachtungen gezielt, sachlich und inhaltlich korrekt weiter							
dokumentiert Beobachtungen und Veränderungen							

Ø keine Übungsmöglichkeit

Darüber hinaus konnte der/die Auszubildende während des Einsatzes weitere spezielle Pflegetechniken und fachspezifische Tätigkeiten erlernen bzw. konnte Einblick nehmen in:

_____
_____
_____
_____
_____
_____
_____

Kopiervorlage

Beurteilung der ____ praktischen Ausbildungsphase

Schwerpunkt: **Gerontopsychiatrische Pflege (1. Teil)**

Während des Einsatzes konnten spezielle Pflegemaßnahmen bei Patienten mit folgenden Krankheitsbildern (in entsprechenden Pflegesituationen) vermittelt und erlernt werden (bitte ankreuzen):

- ☐ Demenz
- ☐ Morbus Alzheimer
- ☐ Psychose
- ☐ Depression
- ☐ Schizophrenie
- ☐ Manie
- ☐ Alkoholismus
- ☐ Herausforderndes Verhalten
- ☐ Angstzustand
- ☐ Suizidalität
- ☐ _____

	1. Vitalzeichenkontrolle	1	2	3	4	5	6	Ø
Der/die Auszubildende	führt Vitalzeichenkontrollen korrekt durch							
	leitet bei abweichenden Werten geeignete Maßnahmen ein							

	2. Schaffen optimaler Voraussetzungen	1	2	3	4	5	6	Ø
Der/die Auszubildende	geht behutsam auf Patienten zu							
	kennt mögliche Folgen von zu viel Nähe bzw. Distanz							
	kennt die rechtliche Situation im Bereich der Gerontopsychiatrie							
	verarbeitet eventuelle eigene Ängste in Bezug auf die Gerontopsychiatrie							
	baut bestehende eigene Ängste im Umgang mit psychisch Kranken ab							

	3. Gezielte Beobachtung	1	2	3	4	5	6	Ø
Der/die Auszubildende beobachtet	die Stimmungslage des Patienten							
	Persönlichkeitsstörungen							
	Verhaltensstörungen							
	die Wahrnehmung							
	das soziale Verhalten							
	die Motorik des Patienten							

	4. Einschätzung der Orientierung des Kranken	1	2	3	4	5	6	Ø
Der/die Auszubildende	beobachtet hinsichtlich der zeitlichen Orientierung							
	beobachtet hinsichtlich der örtlichen Orientierung							
	beobachtet hinsichtlich der persönlichen Orientierung							
	beobachtet hinsichtlich der situativen Orientierung							
	berücksichtigt das realitätsorientierte Training (ROT)							

	5. Kommunikation	1	2	3	4	5	6	Ø
Der/die Auszubildende	hört den Patienten aufmerksam zu und nimmt sie ernst							
	wahrt die erforderliche Distanz zu Pflegebedürftigen							
	spricht eine für die Kranken verständliche Sprache							
	spricht mit sicherer Stimme							
	setzt unterstützende Kommunikationstechniken (nonverbal, Mimik, Gestik) ein							

Ø keine Übungsmöglichkeit

Kopiervorlage

Beurteilung der ____ praktischen Ausbildungsphase

Schwerpunkt: **Gerontopsychiatrische Pflege (2. Teil)**

	1	2	3	4	5	6	Ø
6. Umgang mit Angstzuständen							
Der/die Auszubildende kann unterschiedliche Angstformen einschätzen							
setzt Techniken ein, welche die Angst des Kranken abbauen							
versucht Krisensituationen korrekt zu beurteilen							
7. Humane Fixierung des Kranken							
Der/die Auszubildende beachtet die rechtlichen Vorschriften für Fixierungen							
bereitet ein Fixierungsbett mit dem Gurtsystem nach Herstellerangaben vor							
passt Fixierbandagen (mit Seitengurten) eng, aber nicht zu stramm (!) an							
achtet darauf, dass für den Patienten keine Strangulationsgefahr besteht							
stellt die kontinuierliche Beobachtung und Betreuung des fixierten Kranken sicher							
8. Umgang mit psychisch Kranken (chronische Erkrankung)							
Der/die Auszubildende setzt sich mit den Problemen psych. Kranker auseinander							
befasst sich mit den Problemen Suchtkranker							
setzt sich mit den Problemen Demenzkranker auseinander							
gestaltet Beschäftigungsangebote							
versucht, vorhandene soziale Kontakte zu fördern							
erkennt gruppendynamische Prozesse und reagiert entsprechend							
unter- bzw. überfordert die Kranken nicht							
berücksichtigt die Wertschätzung (Validation)							
bezieht die Lebenserfahrungen der Kranken in die Pflege ein (Biografiearbeit)							
9. Umgang mit Medikamenten							
Der/die Auszubildende bereitet unter Anleitung Medikamente n. ärztl. Anordn. vor							
berücksichtigt bei der Verabreichung von Arzneimitteln die R-Regel							
beobachtet Arzneimittelwirkung und Nebenwirkungen am Patienten							
10. Berichterstattung und Dokumentation							
Der/die Auszubildende nimmt aktiv an Übergaben und Teambesprechungen teil							
gibt Beobachtungen gezielt, sachlich und inhaltlich korrekt weiter							
hält Beobachtungen und Veränderungen im Dokumentationssystem fest							

Ø keine Übungsmöglichkeit

Darüber hinaus konnte der/die Auszubildende während des Einsatzes weitere spezielle Pflegetechniken und fachspezifische Tätigkeiten erlernen bzw. konnte Einblick nehmen in:

_____

_____

_____

_____

_____

Kopiervorlage

Beurteilung der ____ praktischen Ausbildungsphase

Schwerpunkt: Internistische Pflege

	1	2	3	4	5	6	Ø
Der/die Auszubildende pflegt Patienten mit Erkrankungen des Atemtraktes fachgerecht und umfassend							
pflegt Patienten mit Erkrankungen des Herz-Kreislauf-Systems fachgerecht und umfassend							
pflegt Patienten mit Erkrankungen des Verdauungstraktes fachgerecht und umfassend							
pflegt Patienten mit Erkrankungen der Niere fachgerecht und umfassend							
pflegt Patienten mit Stoffwechselerkrankungen fachgerecht und umfassend							
übernimmt die Gesundheitsberatung bei Patienten mit chronischen Erkrankungen (z. B. bei Diabetikern, Asthmatikern, Herzkranken)							
erkennt und fördert die Ressourcen von pflegeabhängigen Patienten hinsichtlich der Durchführung der Lebensaktivitäten (z. B. insbesondere bei Schlaganfallpat.)							
assistiert sicher bei invasiven diagnostischen und therapeutischen Eingriffen (z. B. Sternal- und Lumbalpunktion, Leber- und Beckenkammbiopsie)							
kennt und berücksichtigt Möglichkeiten, die bei Patienten mit chronischen Erkrankungen v. a. im psychischem Bereich zur Entlastung beitragen							
kennt die psychischen und physischen Anforderungen, die an eine Pflegeperson in der Inneren Medizin gestellt werden, und nutzt Möglichkeiten der Selbstpflege							

Ø keine Übungsmöglichkeit

Beurteilung der ____ praktischen Ausbildungsphase

Schwerpunkt: Geriatrische Pflege

	1	2	3	4	5	6	Ø
Der/die Auszubildende nimmt Rücksicht auf bestehende Seh- und Hörstörungen sowie auf Gedächtnis- und Konzentrationsstörungen alter kranker Menschen							
berücksichtigt den oft labilen Kreislauf älterer und immobiler Patienten und fördert die Eigenaktivität des Patienten, ohne ihn zu überfordern							
kennt die erhöhten Risiken von Sekundärerkrankungen bei immungeschwächten alten Menschen und führt frühzeitig und konsequent die Prophylaxen durch							
berücksichtigt das veränderte Schlafverhalten alter Menschen und unterstützt die vermehrten Ruhepausen tagsüber							
erfasst und berücksichtigt vorhandene Ressourcen und aktiviert den alten Menschen soweit wie möglich							
leistet angemessene Unterstützung bei der Körperpflege und fördert dabei die Selbstwahrnehmung							
stellt eine ausgewogene und bedarfsgerechte Ernährung des alten Menschen sicher und achtet auf die ausreichende tägliche Trinkmenge							
unterstützt den alten kranken Menschen bei Obstipation und Inkontinenz							
gibt Orientierungshilfen und sorgt für eine sichere Umgebung sowie für sachgerechte Hilfsmittel (Sturzprophylaxe)							

Ø keine Übungsmöglichkeit

Kopiervorlage

Beurteilung der ____ praktischen Ausbildungsphase

Schwerpunkt: **Chirurgische Pflege**

	1	2	3	4	5	6	Ø
Der/die Auszubildende bereitet Patienten mit unterschiedlichen Operationen für den Eingriff vor							
kennt die Bedeutung der Asepsis in der Chirurgie und handelt entsprechend							
betreut und pflegt Patienten nach unterschiedlichen Operationen hinsichtlich ihrer Lagerung							
betreut und pflegt Patienten nach unterschiedlichen Operationen hinsichtlich ihrer Vitalwerte							
betreut und pflegt Patienten nach unterschiedlichen Operationen hinsichtlich ihrer Infusionstherapie							
betreut und pflegt Patienten nach unterschiedlichen Operationen hinsichtlich ihrer Drainagen und Sonden							
erkennt mögliche postoperative Komplikationen und handelt bei Beobachtung typischer Symptome adäquat							
kennt die Mobilisationsstufen nach den entsprechenden Operationen und setzt sie korrekt um							
kennt den postoperativen Kostaufbau und setzt ihn korrekt um							
setzt sich mit der speziellen Problematik der operierten Patienten auseinander und fördert die Maßnahmen der Rehabilitation							

Ø keine Übungsmöglichkeit

Beurteilung der ____ praktischen Ausbildungsphase

Schwerpunkt: **Onkologische Pflege**

	1	2	3	4	5	6	Ø
Der/die Auszubildende erkennt die besonderen Belastungssituationen an Krebs erkrankter Menschen und betreut diese Patienten adäquat							
beobachtet die Patienten hinsichtlich der Wirkung und der Nebenwirkungen der eingeleiteten Therapie und leitet adäquate Pflegemaßnahmen ab							
pflegt Patienten in Umkehrisolierung fachgerecht und achtet dabei insbesondere auf die erforderlichen Hygienemaßnahmen							
kann Chemotherapiepläne lesen und die darin erfassten Therapieschemata fachgerecht richten							
trägt bei Patienten mit starken Schmerzen mit geeigneten pflegerischen Maßnahmen zur Schmerzlinderung bei							
nimmt bei einem sich in der Endphase des Lebens befindlichen Menschen die Sterbephasen nach Elisabeth Kübler-Ross wahr und reagiert angemessen							
erkennt die eigenen Belastungsgrenzen und trägt Sorge dafür, dass diese nicht überschritten werden							

Ø keine Übungsmöglichkeit

Kopiervorlage

Beurteilung der ____ praktischen Ausbildungsphase

Schwerpunkt: **Neurologische Pflege**

	1	2	3	4	5	6	Ø
Der/die Auszubildende nimmt Leitsymptome neurologischer Erkrankungen wahr, dokumentiert sie und gibt sie weiter							
assistiert sicher bei diagnostischen Maßnahmen in der Neurologie (Lumbalpunktion, EEG) und betreut dabei den Kranken							
beobachtet und erfasst Paresen und Sensibilitätsstörungen (v. a. beim Hirninfarkt und bei Multiple-Sklerose-Patienten)							
beachtet bei Schlaganfall-Patienten die Aspirationsgefahr und das Bobath-Konzept (Raumgestaltung, bilaterale Armführung, Lagerung, Spastizitätshemmung)							
reagiert bei einem epileptischen Anfall eines Kranken ruhig, lässt den Patienten nicht allein und versucht ihn vor Verletzungen zu schützen							
kennt die Wirkungen von Antiepileptika und achtet auf mögliche Nebenwirkungen (Ataxie, Müdigkeit, Magen-Darm-Beschwerden)							
beurteilt besonders bei Parkinson-Patienten deren Muskeltonus und erfasst regelmäßig das Ausmaß der Symptomatik (Akinese, Tremor, Rigor)							
kennt die Wirkungen von Antiparkinsonmitteln und achtet auf mögliche Nebenwirkungen (Früh- und Spätdyskinesien, Hypotonie, Übelkeit)							

Ø keine Übungsmöglichkeit

Beurteilung der ____ praktischen Ausbildungsphase

Schwerpunkt: **Tagespflege**

	1	2	3	4	5	6	Ø
Der/die Auszubildende setzt sich mit den Krankheitsbildern der Gäste auseinander beobachtet, erfasst und berücksichtigt die Symptomatik im Umgang mit ihnen							
kann mit den Gedächtnisstörungen gerontopsychiatrischer Gäste (Orientierungsstörungen hinsichtlich Zeit, Ort, Person und Situation) umgehen							
ermittelt wichtige Daten der Lebensgeschichte und der aktuellen sozialen Situation und leitet die Gäste zur biografischen Selbstreflexion an							
reagiert adäquat auf psycho-reaktive Störungen der Gäste wie Depressionen, Ängste und Halluzinationen, die z. B. bei Partnerverlust und Vereinsamung auftreten							
kennt tagesstrukturierende Maßnahmen in der Tagespflege und setzt diese realitätsorientiert, termingerecht und umfassend um							
stabilisiert und aktiviert die Ressourcen der Gäste durch Training einfacher Verhaltensabläufe und durch kognitives Training (Gedächtnistraining)							
fördert bei den Gästen das Einüben alltäglicher Fertigkeiten (wie z. B. Bügeln, Essen kochen, Blumen gießen, Tisch decken) und stärkt deren Selbstbewusstsein							
animiert und leitet Alltagsgestaltungen (z. B. Gymnastik-, Bastelstunde, Sitztanz, Bewegungsspiele, Kegeln, Kochen, Backen, Instrumente spielen)							
berücksichtigt Maßnahmen zur besseren emotionalen Befindlichkeit der Gäste (z. B. durch Gruppenbildung oder empathische Kommunikation im Einzelgespräch)							

Ø keine Übungsmöglichkeit

Kopiervorlage

15 Protokollierung

15.1 Protokoll der praktischen Tätigkeit

Datum/Anlass/Ort

Anwesende (mit Funktion)

1. Übergabe

2. Beobachtung des alten, kranken Menschen/Pflegemaßnahme/n

3. Kommunikation/Hygiene/Organisation/Selbstständigkeit/Teamarbeit

4. Gemeinsame Reflexion mit der/dem Auszubildenden

Auszubildende/r Praxisanleiter/-in oder Praxisbegleiter/-in

Kopiervorlage

15.2 Protokoll (allgemeiner Vordruck)

Datum/Anlass/Ort

Anwesende (mit Funktion)

Auszubildende/r

Praxisanleiter/-in oder Praxisbegleiter/-in

16 Anwesenheitsnachweis und Zulagenberechnung

Auszubildende/r: **Altenpflegeschule:**

_____
Name, Vorname

_____   _____
Kursbezeichnung   (Stempel)

Monat: _____ Jahr: _____

Tag	Wochen-tag	Dienst	Arbeitszeit von bis	geleistete Stunden	Samstags-stunden	Sonntags-stunden	Feiertags-stunden	Nacht-zuschlag	Zulagen Summe
01.									
02.									
03.									
04.									
05									
06.									
07.									
08.									
09.									
10.									
11.									
12.									
13.									
14.									
15.									
16.									
17.									
18.									
19.									
20.									
21.									
22.									
23.									
24.									
25.									
26.									
27.									
28.									
29.									
30.									
31.									
			gesamt:						

Dienst: ST = Studientag   S = Spätdienst
          F = Frühdienst von ... bis ...   X = Frei
          K = Krankheitstag   U = unentschuldigt

_____   _____
Datum   Unterschrift und Stempel (Leitende Pflegekraft der praktischen Ausbildungseinrichtung)

17 Formulare zur praktischen Prüfung

Gemäß der Altenpflege-Ausbildungs- und Prüfungsverordnung (AltPflAPrV) sind die folgenden Unterlagen entsprechend dieser Kontrollliste zur praktischen Altenpflegeprüfung erforderlich:

• Bescheinigung[1] des durchgeführten praktischen Ausbildungsabschnitte nach § 2 Abs. 4 AltPflAPrV (von der Ausbildungseinrichtung) [Kopiervorlage, ▸ S. 97]	
• Bescheinigung der durchgeführten praktischen und theoretischen Ausbildungsabschnitte nach § 3 Abs. 2 AltPflAPrV (von der Schule) [Kopiervorlage, ▸ S. 99]	
• Jahreszeugnis nach § 3 Abs. 1 AltPflAPrV [Kopiervorlage, ▸ S. 101]	
• Antrag (der Schüler/-innen) auf Zulassung zur Prüfung nach § 8 Abs. 1 AltPflAPrV (ca. 6 Monate vor der Prüfung) [Kopiervorlage, ▸ S. 103]	
• Prüfungstermine und Mitglieder für die Bestellung des Prüfungsausschusses der/dem Prüfungsausschussvorsitzenden und den Prüfungsausschussmitgliedern vorschlagen (ca. 1 Jahr vor den Prüfungen)	
• Zulassungsvoraussetzungen der Schüler/-innen nach § 8 Abs. 2 AltPflAPrV (schriftliche Mitteilung über die Zulassung und über die Prüfungstermine an die/den Schülerin/Schüler nach § 8 Abs. 3 AltPflAPrV spätestens vier Wochen vor Beginn des ersten Prüfungsteils) – Vornotenberechnung nach §§ 3 u. 9 AltPflAPrV [Kopiervorlagen, ▸ S. 105 u. 107]	
• Vorbereitung der Prüfungstermine – Terminplan der praktischen Prüfung, mit den praktischen Ausbildungseinrichtungen – Terminplan und Inhaltsauswahl der schriftlichen und mündlichen Prüfungen (je Lernfeld zwei Prüfungsvorschläge mit Lösungsschema) – Einverständniserklärung der/des zu Pflegenden [Kopiervorlage, ▸ S. 109]	
• Vorbereiten der Prüfungsunterlagen: – Niederschrift der praktischen Prüfung [Kopiervorlage, ▸ S. 111] – Vornoten [Kopiervorlage, ▸ S. 113] – Zeugnisse lt. Anlage 3 zu § 14 Abs. 2 AltPflAPrV [Kopiervorlage, ▸ S. 115]	
• Schriftliche Mitteilung der Vornoten an die Schüler/-innen (spätestens drei Tage vor dem ersten Prüfungsteil) [Kopiervorlagen, ▸ S. 105 u. 107]	
• Schriftliche Mitteilung an die Schüler/-innen über die erforderliche Beantragung[2] zur Erlaubnis der Berufsbezeichnung lt. Anlage 4 zu § 20 AltAPrV [Kopiervorlagen, ▸ S. 117 u. 119]	

---

1 Diese Bescheinigung hat die ausbildende Einrichtung der Altenpflegeschule spätestens am Ende des Ausbildungsjahres bzw. vor Ablauf der Probezeit, und beim Abschluss einer praktischen Ausbildungsphase vorzulegen.
2 Antrag auf Erlaubnis zum Führen der Berufsbezeichnung. Nach dem Bestehen der sammelt die Schule die Anträge des jeweiligen Lehrgangs und schickt diese zur/zum Prüfungsausschussvorsitzenden.

Bescheinigung[1] nach § 2 Abs. 4 AltPflAPrV

Name, Vorname _____

Geburtsdatum _____

Lehrgang _____

Einstellungstermin _____

Soll-Stunden gesamt _____

Krankheit _____

Urlaub _____

Ist-Stunden _____

Ausbildende Einrichtung _____

Ausbildungsbereiche _____

Beurteilungszeitraum _____

_____
Unterschriften Praxisanleiter/-in, ggf. weiter Mitarbeiter/-innen der praktischen Einrichtung

---

[1] Diese Bescheinigung hat die ausbildende Einrichtung der Altenpflegeschule spätestens am Ende des Ausbildungsjahres (bzw. vor Ablauf der Probezeit) und beim Abschluss eines praktischen Ausbildungsabschnittes vorzulegen.

Kopiervorlage

Bescheinigung nach Anlage 2 zu § 3 Abs. 2 AltPflAPrV

_____
(Bezeichnung der Schule)

Bescheinigung über die Teilnahme an der Ausbildung

Name, Vorname _____

Geburtsdatum _____ Geburtsort _____

hat in der Zeit vom _____ bis zum _____

regelmäßig und mit Erfolg an dem theoretischen und praktischen Unterricht und der praktischen Ausbildung als Altenpflegeschülerin/Altenpflegeschüler[1] teilgenommen.

Die Ausbildung ist nicht über die nach § 8 des Altenpflegegesetzes zulässigen Fehlzeiten hinaus
– um _____ Tag/e[1] unterbrochen worden.

_____   (Stempel)
Ort, Datum

_____
Unterschrift der Leitung der Altenpflegeschule

---

[1] Nichtzutreffendes streichen

Jahreszeugnis

Ausbildungsjahr vom _____ bis zum _____

Name der/des Auszubildenden: _____

Lernbereich / Lernfeld	Noten:
Lernbereich 1: Aufgaben und Konzepte in der Altenpflege	**Noten:**
Lernfeld 1.1: Theoretische Grundlagen in das altenpflegerische Handeln einbeziehen	
Lernfeld 1.2: Pflege alter Menschen planen, durchführen, dokumentieren und evaluieren	
Lernfeld 1.3: Alte Menschen personen- und situationsbezogen pflegen	
Lernfeld 1.4: Anleiten, beraten und Gespräche führen	
Lernfeld 1.5: Bei der medizinischen Diagnostik und Therapie mitwirken	
Lernbereich 2: Unterstützung alter Menschen bei der Lebensgestaltung	**Noten:**
Lernfeld 2.1: Lebenswelten und soziale Netzwerke alter Menschen beim altenpflegerischen Handeln berücksichtigen	
Lernfeld 2.2: Alte Menschen bei der Wohnraum- und Wohnumfeldgestaltung unterstützen	
Lernfeld 2.3: Alte Menschen bei der Tagesgestaltung und bei selbstorganisierten Aktivitäten unterstützen	
Lernbereich 3: Rechtliche und institutionelle Rahmenbedingungen altenpflegerischer Arbeit	**Noten:**
Lernfeld 3.1: Institutionelle und rechtliche Rahmenbedingungen beim altenpflegerischen Handeln berücksichtigen	
Lernfeld 3.2: An qualitätssichernden Maßnahmen in der Altenpflege mitwirken	
Lernbereich 4: Altenpflege als Beruf	**Noten:**
Lernfeld 4.1: Berufliches Selbstverständnis entwickeln	
Lernfeld 4.2: Lernen lernen	
Lernfeld 4.3: Mit Krisen und schwierigen sozialen Situationen umgehen	
Lernfeld 4.4: Die eigene Gesundheit erhalten und fördern	

Gesamtnote für das Ausbildungsjahr im Lernort »Schule« = _____
(Durchschnittsnote aller oben aufgeführten Jahresnoten der einzelnen Lernfelder)

Gesamtnote für das Ausbildungsjahr im Lernort »Praxis« = _____
(Durchschnittsnote der Beurteilungen aller im Jahr stattgefundenen Ausbildungsgespräche)

Fehlzeiten im Lernort »Schule«: _____ Stunden/davon unentschuldigt: _____ Stunden
Fehlzeiten im Lernort »Praxis«: _____ Stunden/davon unentschuldigt: _____ Stunden

Bemerkungen:
_____
_____
_____
_____

_____   _____
Datum   Unterschrift und Stempel (Schulleitung der Altenpflegeschule)

Absender der Pflegeschule
(i. d. R. Sammelzustellung)
Anschrift der/des Auszubildenden

An den Vorsitzenden
des Prüfungsausschusses

Antrag auf Zulassung zur Abschlussprüfung

Sehr geehrte Damen und Herren,

hiermit beantrage ich _____ die Zulassung zur Abschlussprüfung. Die erforderlichen Unterlagen nach der Ausbildungs- und Prüfungsverordnung sind beigefügt.

Mit freundlichen Grüßen

_____
Unterschrift der/des Auszubildenden

Notenberechnung für das ____ Ausbildungsjahr in der Altenpflege

Vorname, Nachname des Auszubildenden: _____

Noten in der theoretischen Altenpflegeausbildung (Lernort »Schule«)

Lernfeld	vom:	vom:	vom:	vom:	vom:	vom:	vom:	vom:	vom:	vom:	Note[1] im ____ Jahr
1.1											
1.2											
1.3											
1.4											
1.5											
2.1											
2.2											
2.3											
3.1											
3.2											
4.1											
4.2											
4.3											
4.4											
Jahresgesamt-Note im Lernort »Schule«											

Noten in der praktischen Altenpflegeausbildung (Lernort »Praxis«)

Praxis	vom:	vom:	vom:	vom:	vom:	vom:	vom:	vom:	vom:	vom:	Note[1] im ____ Jahr

___
1 arithmetisches Mittel

Kopiervorlage

Vornotenberechnung für Altenpflegeprüfungen

Vorname, Nachname des Prüflings: _____

Vornoten in der theoretischen Altenpflegeausbildung (Lernort »Schule«)

Lernfeld	Note im 1. Jahr	Note im 2. Jahr	Note im 3. Jahr	Vornote[1]
1.1				
1.2				
1.3				
1.4				
1.5				
2.1				
2.2				
2.3				
3.1				
3.2				
4.1				
4.2				
4.3				
4.4				

Vornoten in der praktischen Altenpflegeausbildung (Lernort »Praxis«)

Praxis	Note im 1. Jahr	Note im 2. Jahr	Note im 3. Jahr	Vornote[1]

---

1 arithmetisches Mittel

Einverständnis der/des zu Pflegenden

hiermit erkläre ich

_____
Vorname, Nachname der/des zu Pflegenden

_____
Anschrift, Name der Pflegeeinrichtung

mich einverstanden, als zu Pflegende/r[1] an der praktischen Prüfung der Pflegeausbildung von

_____
Vorname, Nachname des Prüflings

am _____ teilzunehmen.
Datum/Daten der praktischen Prüfung

Mir ist bekannt, dass die Prüfung unter Aufsicht folgender Fachprüfer/-innen erfolgt:

_____
Vorname, Nachname der Fachprüfer/-innen

_____
[1] Ich stehe nicht unter Betreuung und kann diese Erklärung jederzeit mündlich zurücknehmen.

Hinweise/Besonderheiten _____

_____

_____

_____

_____   _____
Ort, Datum   Unterschrift des zu Pflegenden

Zustimmung der Betreuerin/des Betreuers. Bei Vorliegen einer rechtlicher Betreuung:

_____   _____
Datum   Unterschrift der Betreuerin/des Betreuers

Zustimmung der Pflegeleitung

_____
Unterschrift der Pflegeleitung (Pflegedienstleitung, Stationsleitung, Wohnbereichsleitung)

Fachpraktischer Prüfungsteil

bezieht sich nach § 12 Abs. 1 AltPflPrV aus den beiden Lernbereichen:

»Aufgaben und Konzepte in der Altenpflege« und
»Unterstützung alter Menschen bei der Lebensgestaltung«

Prüfungsort:	Prüfungstag:	Prüfungsdauer[1]: Std. Min.

Aufgabe a: schriftliche Ausarbeitung der Pflegeplanung	Anlagen: • Pflegeplanungsunterlagen • Beurteilung der Pflegeplanung
Aufgabe b: Durchführung der Pflege einschließlich Beratung, Betreuung und Begleitung eines alten Menschen	Anlagen: • Verlaufsprotokoll der Durchführung der Pflege • sowie folgende Prüfungsbögen: ☐ *Direkte Pflege* ☐ *Spezielle Pflege* ☐ *Internistische Pflege* ☐ *Geriatrische Pflege* ☐ *Urologische Pflege* ☐ *Onkologische Pflege* ☐ *Psychiatrische Pflege* ☐ *Neurologische Pflege* ☐ *Tagespflege* ☐ _____
Aufgabe c: abschließende Reflexion	Anlagen: • Protokoll der abschließenden Reflexion

Beurteilung Fachprüfer/-in 1	Beurteilung Fachprüfer/-in 2
Unterschrift Fachprüfer/-in 1	Unterschrift Fachprüfer/-in 2
Unterschrift Protokollführer/-in	Praxisanleiter/-in[2]

Gesamtnote des praktischen Teils der Prüfung

_____

gemäß § 12 Abs. 5 AltPflAPrV mit Vornoten nach § 9 Abs. 1 und 2 (s. Bewertungsschema)

Unterschriften weiterer Mitglieder des Prüfungsausschusses, die an der Prüfung teilgenommen haben

---

1 Der Prüfungsteil der Durchführung der Pflege (s. Aufgabe b) soll die Dauer von 90 Minuten nicht überschreiten (§ 12 Abs. 2 AltPflAPrV).

2 Praxisanleiter/-innen, die nach § 12 Abs. 4 AltPflAPrV zur Abnahme und Benotung des praktischen Teils der Prüfung in beratender Funktion hinzugezogen wurden.

Kopiervorlage

Notenberechnung für die Prüfungen in der Altenpflege

Vorname, Nachname des Auszubildenden

Praktischer Prüfungsteil

	25 % von der Vornote[1]	75 % von der Gesamtnote im praktischen Prüfungsteil	Gesamtnote[2] ___ + ___ = ___ : 100 = ___
Praxis	___ x 25 = ___	___ x 75 = ___	

Schriftlicher Prüfungsteil

Lernfeld/er	25 % von der Vornote[1]	75 % von der Gesamtnote im schriftlichen Prüfungsteil	schriftliche Einzelnote nach Lernfeldern	Gesamtnote[2] ___ + ___ + ___ = ___ : 100 = ___
1.1 und 1.2	___ x 25 = ___	___ x 75 = ___	___ + ___ = ___	
1.3 und 1.5	___ x 25 = ___	___ x 75 = ___	___ + ___ = ___	
2.1	___ x 25 = ___	___ x 75 = ___	___ + ___ = ___	

Mündlicher Prüfungsteil

Lernfeld/er	25 % von der Vornote[1]	75 % von der Gesamtnote im schriftlichen Prüfungsteil	mündliche Einzelnote nach Lernfeld/ern	Gesamtnote[2] ___ + ___ + ___ = ___ : 100 = ___
1.3	___ x 25 = ___	___ x 75 = ___	___ + ___ = ___	
3.1	___ x 25 = ___	___ x 75 = ___	___ + ___ = ___	
4.1 und 4.3	___ x 25 = ___	___ x 75 = ___	___ + ___ = ___	

Die Prüfung ist bestanden, wenn jeder Prüfungsteil mindestens mit der Note »ausreichend« bewertet wurde.

---

1 Die Vornote errechnet sich als arithmetisches Mittel aus den drei Jahres-Endnoten. Davon werden 25 % als Vornote angerechnet. Das Ergebnis ist als Dezimalzahl mit einer Stelle nach dem Komma anzugeben.
2 Die Gesamtnote errechnet sich aus dem arithmetischen Mittel der Einzelnoten in den jeweiligen Lernfeldern. Bei Dezimalzahlen wird auf eine ganze Note ab- bzw. aufgerundet (Näheres ergibt sich aus den Richtlinien der zuständigen Behörden).

Kopiervorlage

Bescheinigung/Anlage 3 zu § 14 Abs. 2 AltPflAPrV

Die/Der Vorsitzende
des Prüfungsausschusses

Zeugnis über die staatliche Prüfung in der Altenpflege

Name, Vorname _____

Geburtsdatum _____ Geburtsort _____

hat am _____ die staatliche Prüfung nach § 2 Abs. 1 Nr. 1 des Altenpflegegesetzes

vor dem staatlichen Prüfungsausschuss bei der Altenpflegeschule

_____

in (Ort) _____ bestanden.

Sie/Er[1] hat folgende Prüfungsnoten erhalten:

1. im schriftlichen Teil der Prüfung »_____«

2. im mündlichen Teil der Prüfung »_____«

3. im praktischen Teil der Prüfung »_____«

_____   (Stempel)
Ort, Datum

_____
Unterschrift der Leitung der Altenpflegeschule

---

1 Nichtzutreffendes streichen

Absender der Pflegeschule (i. d. R. Sammelzustellung)
Anschrift der/des Auszubildenden

An die Vorsitzende/den Vorsitzenden
des Prüfungsausschusses

Antrag auf Zulassung zur Abschlussprüfung

Sehr geehrte Damen und Herren,

hiermit beantrage ich _____

die Zulassung zur Abschlussprüfung. Die erforderlichen Unterlagen nach der Ausbildungs- und

Prüfungsverordnung sind beigefügt.

Mit freundlichen Grüßen

_____
Unterschrift der/des Auszubildenden

Bescheinigung/Anlage 4 zu § 20 AltPflAPrV

Urkunde über die Erlaubnis zur Führung der Berufsbezeichnung

Name, Vorname _____

Geburtsdatum _____ Geburtsort _____

erhält auf Grund des Altenpflegegesetzes vom 17. November 2000 mit Wirkung vom heutigen Tage die Erlaubnis, die Berufsbezeichnung

»_____«

zu führen.

_____   (Stempel)
Ort, Datum

_____
Unterschrift der Leitung der Altenpflegeschule

18 Ausbildungsplan

Der Rahmenplan für die Ausbildung in der Altenpflege beschreibt die beruflichen Lernziele, die (pro Ausbildungsjahr) in Einrichtungen der praktischen Ausbildung vermittelt werden müssen. Das lernzielorientierte Curriculum für die praktische und schulische Ausbildung auf der Grundlage des Berufsgesetzes für die Altenpflege (AltPflG) des Bundesinstituts für Berufsbildung möchte lernfördernde Arbeitsbedingungen schaffen. Es sieht vor, dass jede Praktikumstelle auf Grundlage des Ausbildungsrahmenplans für ihre Auszubildenden einen Plan für die betriebliche und praktische Ausbildung erstellt. Daraus sollen die grundlegenden beruflichen Lernziele hervorgehen, die – unterschieden nach Ausbildungsjahren – innerhalb der Ausbildungszeit am Ausbildungsort vermittelt werden müssen. Nach § 2 Abs. 2 der AltPflAPrV (▶ S. 24) stellt die ausbildende Einrichtung für die Zeit der praktischen Ausbildung die Praxisanleitung […] *auf der Grundlage eines Ausbildungsplans* sicher.

Der Ausbildungsrahmenplan[1] für die praktische Altenpflegeausbildung beinhaltet:
1. Berufsbildung, Arbeits- und Tarifrecht
2. Aufbau und Organisation des Ausbildungsbetriebes
3. Sicherheit und Gesundheitsschutz bei der Arbeit
4. Umweltschutz
5. Pflegen alter Menschen in häuslicher Umgebung
6. Pflegen alter Menschen in stationären Einrichtungen der Altenhilfe
7. Pflegeplanung, Pflegedokumentation, EDV
8. Beratung und Unterstützung Pflegebedürftiger und ihrer Bezugspersonen
9. Hilfen bei Behinderungen und Verwirrtheit
10. Pflegeunterstützende Maßnahmen der Gesundheitsförderung
11. Maßnahmen der Behandlungspflege
12. Stressprävention und Belastungsvermeidung
13. Tagesstrukturierung und Alltagsgestaltung
14. Unterstützung und Pflege bei altersbedingten psychischen Veränderungen und Erkrankungen
15. Maßnahmen der speziellen Pflege
16. Begleitung Sterbender

---

1 [Quelle: Berufsausbildung in der Altenpflege. Lernzielorientiertes Curriculum für praktische und schulische Ausbildung auf der Grundlage des Berufsgesetzes für die Altenpflege (AltPflG), Bundesinstitut für Berufsbildung, Bonn 2002]

Ausbildungsplan

Auszubildende/r:　　　　　　　　　　　　　　　**Altenpflegeschule**

Name, Vorname, Kursbezeichnung　　　　　　　　Stempel

Einrichtung der praktischen Ausbildung:

Stempel

Nr.	Praktischer Ausbildungsinhalt	Zu vermittelnde Fertigkeiten und Fähigkeiten	Ausbildungsjahr	vermittelt: Unterschrift Ausbilder/-in
1.	Berufsbildung, Arbeits- und Tarifrecht	– Bedeutung des Ausbildungsvertrages, insbesondere Abschluss, Dauer und Beendigung erklären. – Gegenseitige Rechte und Pflichten aus dem Ausbildungsvertrag nennen. – Möglichkeiten der beruflichen Fort- und Weiterbildung nennen. – Wesentliche Teile des Arbeitsvertrages nennen. – Wesentliche Bestimmungen der für den ausbildenden Betrieb geltenden Tarifverträge nennen.	1.–3.	
2.	Aufbau und Organisation des Ausbildungsbetriebes (entspr. § 13 AltPflG)	– Aufbau und Aufgaben des ausbildenden Betriebes erläutern. – Grundfunktionen des ausbildenden Betriebes wie Angebot, Dienstleistungen, Öffentlichkeitsarbeit und Kostengestaltung erklären. – Beziehungen des ausbildenden Betriebes und seiner Belegschaft zu Dachverbänden und Wirtschaftsorganisationen, Berufsvertretungen und Gewerkschaften nennen. – Grundlagen, Aufgaben und Arbeitsweise der Mitbestimmungsorgane des ausbildenden Betriebes beschreiben.	1.–3.	
3.	Sicherheit und Gesundheitsschutz bei der Arbeit	– Gefährdung von Sicherheit und Gesundheit am Arbeitsplatz feststellen und Maßnahmen zu ihrer Vermeidung ergreifen. – Berufsbezogene Arbeitsschutz- und Unfallverhütungsvorschriften anwenden.	1.–3.	

Nr.	Praktischer Ausbildungsinhalt	Zu vermittelnde Fertigkeiten und Fähigkeiten	Ausbildungsjahr	vermittelt: Unterschrift Ausbilder/-in
		– Verhaltensweise bei Unfällen beschreiben sowie Maßnahmen der Ersten Hilfe einleiten.		
		– Vorschriften des vorbeugenden Brandschutzes anwenden; Verhaltensweisen bei Bränden beschreiben und Maßnahmen zur Brandbekämpfung ergreifen.		
		– Berufsbezogene Hygienebestimmungen und -vorschriften beachten und anwenden.		
		– Klientenbezogene Gesundheitsschutzmaßnahmen beachten und anwenden.		
		– Ergonomische Gesichtspunkte bei der Planung und Durchführung der Arbeit einhalten.		
4.	Umweltschutz	Zur Vermeidung betriebsbedingter Umweltbelastungen im beruflichen Einwirkungsbereich beitragen, insbesondere:	1.–3.	
		– Mögliche Umweltbelastungen durch den Ausbildungsbetrieb und seinen Beitrag zum Umweltschutz an Beispielen erklären.		
		– Für den Ausbildungsbetrieb geltende Regelungen des Umweltschutzes anwenden.		
		– Möglichkeiten der wirtschaftlichen und umweltschonenden Energie- und Materialverwendung nutzen.		
		– Abfälle vermeiden; Stoffe und Materialien einer umweltschonenden Entsorgung zuführen.		
5.	Pflegen alter Menschen in häuslicher Umgebung	– Struktur, Organisation, Finanzierungsrahmen und Dienstleistungsangebote der Sozialstation/ des ambulanten Dienstes beschreiben.	1.	
		– Bei Erst- und Hausbesuchen sowie Team- und Fallbesprechungen mitwirken.		
		– Den zeitlichen und sächlichen Rahmen des Arbeitseinsatzes planen und einhalten.		
		Grundpflegerische Betreuung alter Menschen:		
		– Den gesundheitlichen, sozialen, wirtschaftlichen und psychischen Unterstützungsbedarf sowie Förderungsmöglichkeiten der Klienten beobachten und beurteilen.		

Nr.	Praktischer Ausbildungsinhalt	Zu vermittelnde Fertigkeiten und Fähigkeiten	Ausbildungsjahr	vermittelt: Unterschrift Ausbilder/-in
		– Unterstützung bei der Körperpflege, insbesondere beim Waschen, der Hautpflege, Intimpflege, Mund-, Zahn- und Prothesenreinigung, der Augenhygiene, Haar- und Bartpflege unter Berücksichtigung individueller Bedürfnisse und hygienischer Kriterien leisten.		
		– Erkrankungssymptome erkennen sowie erste pflegerische Maßnahmen planen und durchführen.		
		– Techniken der sicheren und gesundheitsfördernden Lagerung und Mobilisierung unter Berücksichtigung individueller Wünsche anwenden.		
		– Hilfestellung bei den Ausscheidungen leisten.		
		Sozialpflegerische Betreuung alter Menschen unter Beachtung individueller Wünsche und Bedürfnisse:		
		– Nahrungsmittel unter Beachtung hygienischer und diätetischer Regeln zubereiten und Pflegebedürftige bei der Nahrungsaufnahme unterstützen.		
		– Bei der Auswahl von Kleidungsstücken sowie beim An- und Auskleiden mitwirken.		
		– Bei der Haushaltsführung helfen.		
		– Beschäftigungsangebote unterbreiten und geeignete Maßnahmen für die Aufrechterhaltung sozialer Kontakte vorschlagen.		
6.	Pflege alter Menschen in stationären Einrichtungen der Altenhilfe	– Struktur, Organisation, Finanzierungsrahmen und Dienstleistungsangebote der Altenpflegeeinrichtung beschreiben.	1.	
		– Bei Team- und Fallbesprechungen mitwirken.		
		– Den zeitlichen und materiellen Rahmen des Arbeitseinsatzes planen und einhalten.		
		Grundpflegerische Betreuung alter Menschen:		
		– Den gesundheitlichen, sozialen, wirtschaftlichen und psychischen Unterstützungsbedarf der Klienten beobachten und beurteilen.		
		– Unterstützung bei der Körperpflege, insbesondere beim Waschen, der Hautpflege, Intimpflege, Mund-, Zahn und Prothesenreinigung, der Augenhygiene, Haar- und Bartpflege unter Berücksichtigung individueller Bedürfnisse und hygienischer Kriterien leisten.		
		– Erkrankungssymptome erkennen sowie erste pflegerische Maßnahmen planen und durchführen.		

Nr.	Praktischer Ausbildungsinhalt	Zu vermittelnde Fertigkeiten und Fähigkeiten	Ausbildungsjahr	vermittelt: Unterschrift Ausbilder/-in
		– Techniken der sicheren und gesundheitsfördernden Lagerung unter Berücksichtigung individueller Wünsche anwenden. – Hilfestellung bei den Ausscheidungen leisten. Sozialpflegerische Betreuung alter Menschen unter Beachtung individueller Wünsche und Bedürfnisse: – Mitwirken bei der Zubereitung von Nahrungsmitteln unter Beachtung hygienischer und diätetischer Regeln sowie Hilfestellung bei der Nahrungsaufnahme. – Senioren bei der Auswahl von Kleidungsstücken beraten sowie beim An- und Auskleiden unterstützen. – Bewegung fördern; Unterstützung der Senioren bei der Fortbewegung unter Beachtung der Prinzipien der aktivierenden Pflege. – Bei Angeboten der Alltagsgestaltung unter Berücksichtigung altersspezifischer gesundheitlicher Veränderungen mitwirken.		
7.	Pflegeplanung, Pflegedokumentation, EDV	– Pflegeplanung unter Berücksichtigung der betrieblichen Rahmenbedingungen umsetzen. – Pflegerelevante Merkmale aufnehmen und individuelle Ressourcen für den Pflegeprozess erkennen. – Ergebnisse pflegerischer Maßnahmen in stationsüblichen Dokumentationssystemen festhalten. – Bei Pflegeplanung und Pflegedokumentation betriebsübliche Hilfsmittel anwenden.	1.	
8.	Beratung und Unterstützung Pflegebedürftiger und ihrer Bezugspersonen	– Pflegebedürftige und ihre Bezugspersonen bei der Wahl des Betreuungsangebotes sowie bei der Auswahl erforderlicher Pflegehilfsmittel beraten. – Familienangehörige oder Bezugspersonen durch Information, Anleitung oder die Vermittlung von Fortbildungsangeboten für die Unterstützung des Pflegeprozesses gewinnen. – Familiäre oder (psycho-)soziale Problemsituationen erkennen und Beratung oder Hilfsangebote vermitteln.	2.	

Nr.	Praktischer Ausbildungsinhalt	Zu vermittelnde Fertigkeiten und Fähigkeiten	Ausbildungsjahr	vermittelt: Unterschrift Ausbilder/-in
		– Überleitung zwischen häuslichem Umfeld und teilstationären oder stationären Einrichtungen der Altenhilfe planen. Institutionellen Kooperationsbedarf erkennen und Angehörige oder Bezugspersonen bei der Überleitung durch Beratung unterstützen.		
9.	Hilfen bei Behinderungen und Verwirrtheit	– Personen mit Einschränkungen im Bereich der Sinnesorgane bei den Aktivitäten des täglichen Lebens unterstützen. – Bewegungseinschränkungen erkennen und Hilfestellung bei der Fortbewegung geben. – Rehabilitative Maßnahmen zur Förderung der Beweglichkeit anwenden. – Notwendigkeit des Hilfsmitteleinsatzes erkennen sowie individuell angemessene Maßnahmen einleiten und überwachen. – Anzeichen einer altersbedingten Verwirrtheit erkennen und individuell angemessene Betreuungsformen planen und einsetzen. – Bei Verwirrtheit Maßnahmen zur problementsprechenden Anpassung des Wohnumfeldes ergreifen.	2.	
10.	Pflegeunterstützende Maßnahmen der Gesundheitsförderung	– Unterstützende Maßnahmen der Gesundheitsförderung und Krankheitsverhütung, insbesondere Bäder, Einreibungen und atemtherapeutische Anwendungen unter Beachtung ärztlicher Verordnungen und individueller Vorlieben einsetzen. – Notwendigkeit der Verabreichung von Diätkost erkennen, Kostformen zusammenstellen, Vorschläge unterbreiten und Nahrungsaufnahme kontrollieren. – Grundlegende Techniken der basalen Stimulation und der Kinästhetik® zur Unterstützung des Pflegeprozesses beherrschen.	2.	
11.	Maßnahmen der Behandlungspflege	– Geeignete pflegerische Maßnahmen bei Erkrankungen anwenden. – Subkutane Injektionen fachgerecht vorbereiten, durchführen und nachbereiten. – Methoden der künstlichen Ernährung, Harn- und Stuhlableitung kennen. Zuleitungs- und Drainagesysteme sachgerecht vorbereiten. Maßnahmen fachgerecht und unter Achtung persönlicher Schamgefühle und Ängste des Pflegebedürftigen durchführen. Material korrekt entsorgen. Umgang mit enteralen/parenteralen Ernährungshilfen sowie Infusionen und Kathetern beherrschen.	2.	

Nr.	Praktischer Ausbildungsinhalt	Zu vermittelnde Fertigkeiten und Fähigkeiten	Ausbildungsjahr	vermittelt: Unterschrift Ausbilder/-in
		– Physikalische Maßnahmen und Anwendungen unter Nutzung anwendungstypischer Geräte und Materialien durchführen.		
		– Arzneimittel fachgerecht lagern sowie unter Beachtung der Indikation und möglicher Neben- und Wechselwirkungen verabreichen.		
		– Diagnostische Maßnahmen vorbereiten, ggf. durchführen und Ergebnisse dokumentieren und weitergeben.		
		– Maßnahmen der Prophylaxe und Versorgung durchführen, insbesondere bei Inkontinenz, Dekubitus, Kontrakturen, Thrombose, Pneumonie.		
		– Wunden fachgerecht versorgen, Verbände anlegen und wechseln.		
		– Gefährdungen im Pflegeprozess erkennen und geeignete Maßnahmen zur Vermeidung einleiten.		
12.	Stressprävention und Belastungsvermeidung	– Pflegezeit planen und kontrollieren, Planungshilfsmittel einsetzen und »Zeitfallen« erkennen.	3.	
		– Betriebsübliche und für das Tätigkeitsfeld geeignete Verfahren der Teamarbeit einsetzen und zur Vorbeugung und Bewältigung von Belastungssituationen nutzen.		
		– Zusammenhänge zwischen Belastungen und unzureichender Qualifikation erkennen; Möglichkeiten beruflicher Fort- und Weiterbildung planen, vorschlagen und nutzen.		
13.	Tagestrukturierung und Alltagsgestaltung	Gestaltung unter Beachtung der Kooperationsmöglichkeiten mit anderen auf dem Gebiet der Altenhilfe tätigen Berufen und Diensten:	3.	
		– Altersgemäße Formen des Aufbaus und der Erhaltung sozialer Kontakte planen. Tagesstrukturierung unter Beachtung biografischer, geschlechtlicher und soziokultureller Hintergründe im Einzelfall planen, gestalten, durchführen und begleiten.		
		– Maßnahmen zur Förderung und Erhaltung der individuellen physischen und psychischen Gesundheit sowie der sozialen Integration ergreifen.		
14.	Unterstützung und Pflege bei altersbedingten psychischen Veränderungen und Erkrankungen	Versorgung unter Beachtung der Kooperationsmöglichkeiten mit anderen auf dem Gebiet der Altenhilfe tätigen Berufen und Diensten:	3.	
		– Beobachtungen zur möglichst frühzeitigen Wahrnehmung psychischer Veränderungen und Erkrankungen des Nervensystems selbstständig durchführen und dokumentieren.		

Nr.	Praktischer Ausbildungsinhalt	Zu vermittelnde Fertigkeiten und Fähigkeiten	Ausbildungsjahr	vermittelt: Unterschrift Ausbilder/-in
		– Individuelle Angebote zur Unterstützung des gesundheitlichen Wohlbefindens machen. Pflegemaßnahmen bei altersbedingten psychischen Veränderungen und Erkrankungen des Nervensystems planen, durchführen und dokumentieren. – Individuelle psychische Unterstützung leisten. – Bezugspersonen und Angehörige bei der Wahrnehmung und Einschätzung psychischer Veränderungen und Erkrankungen beraten. – Bezugspersonen und Angehörige bzgl. der Möglichkeiten und Grenzen der häuslichen Betreuung beraten. Situationsadäquate Maßnahmen planen, durchführen und dokumentieren.		
15.	Maßnahmen der speziellen Pflege	Planung und Durchführung der Pflegemaßnahmen unter Beachtung der Kooperationsmöglichkeiten mit anderen auf dem Gebiet der Altenhilfe Tätigen und in Abhängigkeit von den Ängsten und Bedürfnissen der Pflegebedürftigen. – Maßnahmen der Pflege alter Menschen selbstständig planen, durchführen und dokumentieren, insbesondere bei akuten und chronischen Erkrankungen, chronischen Schmerzen und Krebserkrankungen. – Im Einzelfall psychische Unterstützung leisten. – Bezugspersonen und Angehörige bei der Wahrnehmung und Einschätzung psychischer Veränderungen und Erkrankungen beraten. – Bezugspersonen und Angehörige hinsichtlich der Möglichkeiten und Grenzen der häuslichen Betreuung beraten. Situationsangemessene Maßnahmen planen, durchführen und dokumentieren.	3.	
16.	Begleitung Sterbender	Sterbebegleitung unter Berücksichtigung der Kooperationsmöglichkeiten mit verwandten Berufsgruppen. Beachten der ethnischen Besonderheiten sowie der Ängste und Bedürfnisse der Pflegebedürftigen. – Umgebung des Sterbenden gestalten, angenehme Atmosphäre schaffen, Intimsphäre wahren. – Für bequeme Lage sorgen, unnötige Anstrengungen vermeiden, Entspannungstechniken einsetzen. – Maßnahmen der Körperpflege besonders behutsam und bedarfsgerecht durchführen.	3.	

Nr.	Praktischer Ausbildungsinhalt	Zu vermittelnde Fertigkeiten und Fähigkeiten	Ausbildungsjahr	vermittelt: Unterschrift Ausbilder/-in
		– Die zur Vermeidung von Schmerzen erforderlichen Maßnahmen durchführen, Bewusstsein und Kommunikationsfähigkeit erhalten. Erforderliche Prophylaxen unter Berücksichtigung der gesteigerten Schmerzempfindung durchführen. – Gespräche und Zuhören ermöglichen. – Bezugspersonen und Angehörige in die Betreuung einbeziehen. – Verstorbene/n versorgen, Verwaltung des Nachlasses vorbereiten bzw. durchführen. – Möglichkeiten der Trauerverarbeitung nutzen.		

19 Jahresplanung (nach Kalenderwochen)

KW:	Ausbildungsphase 1. Jahr	KW:	Ausbildungsphase 1./2. Jahr
01.		01.	
02.		02.	
03.		03.	
04.		04.	
05.		05.	
06.		06.	
07.		07.	
08.		08.	
09.		09.	
10.		10.	
11.		11.	
12.		12.	
13.		13.	
14.		14.	
15.		15.	
16.		16.	
17.		17.	
18.		18.	
19.		19.	
20.		20.	
21.		21.	
22.		22.	
23.		23.	
24.		24.	
25.		25.	
26.		26.	
27.		27.	
28.		28.	
29.		29.	
30.		30.	
31.		31.	
32.		32.	
33.		33.	
34.		34.	
35.		35.	
36.		36.	
37.		37.	
38.		38.	
39.		39.	
40.		40.	
41.		41.	
42.		42.	
43.		43.	
44.		44.	
45.		45.	
46.		46.	
47.		47.	
48.		48.	
49.		49.	
50.		50.	
51.		51.	
52.		52.	
53.		53.	

KW:	Ausbildungsphase 2./3. Jahr
01.	
02.	
03.	
04.	
05.	
06.	
07.	
08.	
09.	
10.	
11.	
12.	
13.	
14.	
15.	
16.	
17.	
18.	
19.	
20.	
21.	
22.	
23.	
24.	
25.	
26.	
27.	
28.	
29.	
30.	
31.	
32.	
33.	
34.	
35.	
36.	
37.	
38.	
39.	
40.	
41.	
42.	
43.	
44.	
45.	
46.	
47.	
48.	
49.	
50.	
51.	
52.	
53.	

KW:	Ausbildungsphase 3. Jahr
01.	
02.	
03.	
04.	
05.	
06.	
07.	
08.	
09.	
10.	
11.	
12.	
13.	
14.	
15.	
16.	
17.	
18.	
19.	
20.	
21.	
22.	
23.	
24.	
25.	
26.	
27.	
28.	
29.	
30.	
31.	
32.	
33.	
34.	
35.	
36.	
37.	
38.	
39.	
40.	
41.	
42.	
43.	
44.	
45.	
46.	
47.	
48.	
49.	
50.	
51.	
52.	
53.	

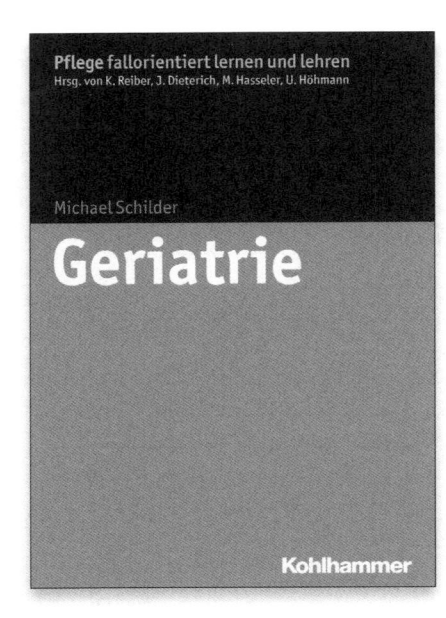

Michael Schilder

Geriatrie

2015. 220 Seiten. Kart. € 26,99
ISBN 978-3-17-022693-7

auch als EBOOK

Pflege fallorientiert lernen und lehren

Die Zunahme älterer Menschen in der Gesellschaft fordert neben einer adäquaten medizinischen Versorgung vor allem die pflegefachliche Unterstützung zur Bewältigung der meist chronischen Alterskrankheiten. In diesem Band werden geriatrische Patientenfälle in geriatrischen Behandlungssettings mit unterschiedlichen Komplexitätsgraden dargestellt. Dazu wird u. a. auf die klinische Pflege von Menschen mit Demenz, mit Schlaganfall und mit chronischer Herzinsuffizienz wie auch auf Sturz, Dekubitus und Schmerz eingegangen. Lernenden in Ausbildung und Studium sowie Lehrenden in der Pflege wird aktuelles, auf dem neuesten pflegewissenschaftlichen Erkenntnisstand basierendes Hintergrundmaterial für eine fallverstehende und zugleich evidenzbasierte Pflege in der Geriatrie dargeboten.

Prof. Dr. Michael Schilder ist Professor für Pflegewissenschaft an der Evangelischen Hochschule Darmstadt. Seine Lehrschwerpunkte sind neben der Klinischen Pflegewissenschaft, Pflegeprozess und Pflegediagnostik die kultursensible Pflege und die qualitative Pflegeforschung. Forschungsschwerpunkte bilden die Pflege von Menschen mit Demenz, Entlastung pflegender Angehöriger, die Gesundheitsförderung von Pflegenden und die Pflege von Menschen mit Migrationshintergrund.

Friedhelm Henke

Formulierungshilfen zur Pflegeplanung

Zentrale Pflegedokumentation nach ATL/A(B)EDL mit Hinweisen aus den Expertenstandards und den MDK-Richtlinien

7., überarbeitete und erweiterte Auflage 2013
152 Seiten. € 16,90
ISBN 978-3-17-023288-4

auch als EBOOK

Nach einer Einführung in das Thema enthält dieses Buch Formulierungshilfen (mit Hinweisen aus den Richtlinien des MDK) und Vorlagen (z. B. Stammblatt, Pflegeanamnese, Pflegeassessment, Biografie etc.). Außerdem werden die ambulanten und stationären Pflegetransparenzkriterien mit den entsprechend erforderlichen Dokumentationsunterlagen aufgelistet. Der Anhang enthält u. a. einen Überblick über die Pflegeplanung nach dem Pflegeprozess sowie eine Muster-Pflegeplanung. Besonders praxisrelevant: Zentrale Pflegedokumentation, Aktivierungsnachweis, Hinweise auf Begründungen und Individualisierungen sowie Evaluationsdaten, Evaluationsbogen, Meldebogen (Zwischenfall), Sturzprotokoll, Schmerzerfassung, Quantität und Qualifikationsprofil der Pflegeinterventionen. Neu in dieser 7. Auflage sind die Risikoassessments zu Thrombose, Pneumonie, Soor, Parotitis, Kontraktur, Zystitis, Harninkontinenz, Dehydratation und Essverhalten und die PÜdA-Skala zur pflegerischen Überwachung der Arzneimittelwirkung.

Friedhelm Henke ist Gesundheits- und Krankenpfleger, Lehrer für Pflegeberufe und Dozent in der Aus-, Fort- und Weiterbildung.

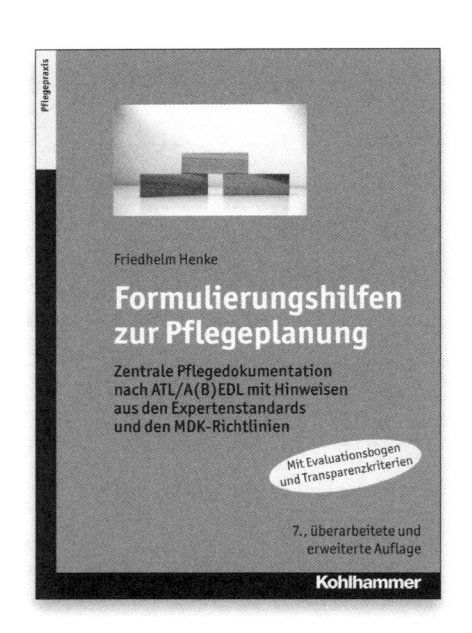

Leseproben und weitere Informationen unter www.kohlhammer.de

W. Kohlhammer GmbH · 70549 Stuttgart
Tel. 0711 / 7863 - 7280 · Fax 0711 / 7863 - 8430 · vertrieb@kohlhammer.de

Kohlhammer